西藏的睡梦瑜伽

丹增旺杰 著

向红笳 姜秀荣 译

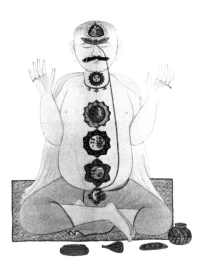

中国藏学出版社

鸣　谢

我要对帮助此书出版的人表示谢意。首先，我要感谢与我一起共事的我的学生和亲密朋友马克·戴尔比。与他一起工作我感到非常愉悦。我们曾在伯克利的众多咖啡厅里度过了许多时光，探讨各种不同的问题。没有他，此书是不可能出版的。

此外，我还要感谢我的同事兼朋友斯蒂芬·古德曼，他给了我众多好的建议使手稿的质量得以提高。苏·艾利斯·蒂尔和克里斯·贝克对早期版本的编辑提出了建议；苏·戴维斯和劳拉·舍克剑阅读了文本并提出了他的反馈意见；出版社经验丰富的编辑克里斯丁·考克斯以她高超的技能改善了文本的不足，从而提高了此书的质量。

在此，我还要感谢那些我没有提及姓名但在不同的方面给予我帮助的人们。

谨以此书献给南喀诺布。在我的一生中，无论是在如何教授他人还是在自我修习方面，他对我的激励始终如一。

目　录

目
录

前　言

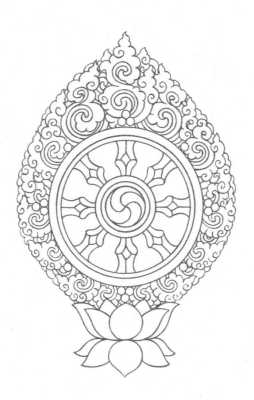

在西藏有一个著名的说法："欲想消除对教法和传承的怀疑，就应该解释世系和历史。"因此，我以我简短一生的故事作为此书的开篇。

我是在父母离开西藏不久后出生的。当时的条件异常艰苦，父母把我安置在一所基督教寄宿学校，他们希望我在那里能得到悉心的照料。我的父亲是一名佛教喇嘛，母亲信奉苯教①。我去寄宿学校后不久，父亲就去世了。后来，母亲与一位苯教喇嘛结了婚。继父和母亲都希望我能生活在自己的文化传统中。在我十岁的时候，我被送到印度多兰吉②的一所苯教大寺院剃度为僧。

入寺后不久，我被洛本③桑杰丹增④仁波且⑤（上师）确认为迥堆⑥活佛的转世化身。迥堆活佛是一位著名的学者、教师、作家和禅修大师。此外，他还是杰出的星相大师，以降妖驱邪在西藏西部和印度北部闻名遐迩。作为一位具有神奇能力的医师，他受到人们的广泛欢迎。他的施主中有一位是印度北部喜马偕尔邦⑦的土王。由于他与妻子未能生育子女，就请迥堆活佛为他们治病。迥堆仁波且将他们治愈。他们养育的孩子就是

---

① 苯教，亦称"苯波教"。藏族本土宗教。约于公元前5世纪由古象雄王子辛饶米沃创建。在松赞干布时期，苯教一直是象雄和吐蕃唯一的宗教。松赞干布征服了象雄并引进了佛教，才开始了苯教与佛教并存的时期。

② Dolanji，多兰吉，印度地名。

③ སློབ་དཔོན། 洛本，藏文音译，诵经师，即：主持诵念经文的僧人。

④ སངས་རྒྱས་བསྟན་འཛིན། 桑杰丹增，藏文音译，人名。

⑤ རིན་པོ་ཆེ། 仁波且，藏文音译，意为"化身"，俗称"活佛"，常指高级僧侣的转世。

⑥ བྱུང་བ་ཧྲུལ། 迥堆，藏文音译，人名。

⑦ Himachal，喜马偕尔邦，印度一邦名。

喜马偕尔邦首席大臣巴哈杜尔①。

我的根本上师桑杰丹增大师是一位知识渊博的圆满大师。在我十三岁时，他准备教授苯教中最重要、最神秘的教义之一《象雄耳传》②（《象雄年居》）。尽管当时我十分年幼，但继父还是拜访了桑杰丹增仁波且，恳请允许我学习教法（每天学习，期限三年）。桑杰丹增仁波且亲切和蔼地表示赞同，但他提出我必须与其他准备参加学习的学生一样把传法前一晚所做的梦讲给他听，以便他决定我们是否做好了准备。

一些学生记不住所做的梦，这被视为是有"障"③的标志。桑杰丹增就让他们开始进行适当的净化修习，并推迟了传法时间，直到他们都做了梦。另外一些学生的梦暗示他们需要特殊的修习（例如：进行与苯教护法神联系的修习）以便为学习教法做好准备。

我梦见一辆公共汽车绕着老师的房子转，但实际上那里并没有路。梦中，公共汽车的售票员是我的朋友。我站在他身边向上车的乘客发票。票是一张张纸片，上面印有藏文字母ས④。当时是我在多兰吉接受教育的第二年或第三年，年仅十三岁，我并不知道藏文字母ས是大圆满教法中最具重大意义的象征符号。我的老师很少提及梦，这正是他的方式。他对什么是好梦极少给予评论。但只要能获准接触教法我就感到很高兴。

在西藏的精神传统中，老师通常用这样的方式：根据学生的梦来确定他是否适合接受某一种独特的教法，这是十分常见的。尽管还需要等一段时间我才能开始学习并修行梦瑜伽，但这段经历是我对梦产生兴趣的开始。我深切地感受到，在藏族

① Virbhardur，巴哈杜尔，人名。

② ཞང་ཞུང་སྙན་བརྒྱུད། 《象雄耳传》，全称为《左巴辰颇象雄年句拉考罗之拉朱所》，汉译为《大圆满教法之象雄口授具足四轮和合》。在现代文中习惯称之为《象雄耳传》，是古老的象雄语经典。

③ obstacles，障，亦称"障碍"，烦恼的异名。这是开展圣道的主要障碍。这种障碍可以归为两大类：烦恼障与所知障。

④ ས། 藏文字母。藏文是由三十个辅音字母和四个元音符号组成。ས是三十个藏文辅音字母中的最后一个。

文化和苯教中，梦得到高度重视，并意识到出自无意识的信息往往比出自有意识的内心的信息价值更高。

　　三年的学习期间包括了数次与一同修行的人闭关禅修，也曾独自进行过多次闭关。之后，我进入了寺院的经辩学院，学习期限通常为九年至十三年，涉及一些传统的培训。我们学习了一些普通学科，如：语法、梵文、诗学、星相学、艺术等。此外，还要学习不同寻常的学科，如：知识论、宇宙论、显密两宗经文及大圆满法①。在寺院学习期间，我接触了几部关于梦的教法和传承，最重要的教法点均以《象雄年居》《母续》②，以及夏扎③的经文为依据。

　　在寺院学习期间，我成绩优异。十九岁时便应邀开始为他人授课。大约与此同时，我撰写并出版了苯教创始人辛饶米沃④的传记概要。随后，我担任了经辩学院的院长，为期四年，全身心地投入到学院的建设与发展之中。1986 年，我荣获西藏寺院教育的最高学位——格西学位⑤。

　　1989 年，应南喀诺布⑥的意大利大圆满学院⑦的邀请，我来到西方。尽管我没有讲学方面的计划，但应学社学员之邀，

---

　　① ཛོགས་པ་ཆེན་པོའི་ཆོས། 大圆满法。藏族宗教文化中的一个特殊的文化传统。从理论上讲，大圆满就是将基（གཞི）、道（ལམ）、果（འབྲས）三位集于同一菩提心而圆满之。

　　② Mother Tantra，《母续》，亦称《空行母续》或《般若续》，时轮金刚密法。着重讲方便慈悲、智慧空性、方便行、智慧见、方便幻身、智慧光明、方便生起次第、智慧圆满次第等。凡是正说空点、细微瑜伽圆满次第的经和正说咏清净的经皆属于母续。

　　③ བདའ་ཛ། 夏尔扎，藏文音译，人名。

　　④ གཤེན་རབ་མི་བོ། 辛饶米沃，亦称"辛饶·米沃且"。生卒年代不详，据说与佛祖释迦牟尼是同时代人。西藏本土宗教苯教的鼻祖。他的一生可以概括为 12 件大事：1）讲述苯典；2）弘扬苯教；3）调伏众生；4）引渡众生；5）主持国家；6）神变子嗣；7）降妖伏魔；8）果道兴旺；9）成道明相；10）断除轮回；11）证果解脱；12）终得成就。

　　⑤ དགེ་བཤེས། 藏传佛教显宗学位名。藏文音译。拉萨三大寺院的格西学位分为 4 等，即：拉然巴格西、措然巴格西、林饶巴赛格西和朵然巴格西。

　　⑥ ནམ་མཁའི་ནོར་བུ། 南喀诺布，现旅居意大利，是意大利那不勒斯大学东方学院的终身教授，知名的藏学家，是在西方影响颇大的藏传佛教高僧之一。

　　⑦ Dzogchen Community，大圆满学院，意大利机构名。

我还是做了讲座。一天，我给人发放禅定修习用的小纸片，每张纸片上都写有藏文字母ས。恰在那时，十五年前做过的那个梦又回到我的脑海中。在那个梦中我向乘车人发放的是同样的纸片。此时，我的头仿佛被猛击了一下。

我在西方留住下来。1991 年，我获得资助开始在里兹大学①从事科研工作。1993 年，我出版了在西方撰写的第一本著作《自然之心的奇观》②。在书中，我试图简明扼要地阐述大圆满教法。1994 年，我与里兹大学宗教研究协会主席安尼·柯林③教授一道从事苯教的因明学和哲学方面的研究。

就这样，我不断展示自己的学术才能。但实践总是最重要的。在此期间，我一直对梦和梦修颇感兴趣，但我的兴趣并不仅仅停留在理论上。因为从很早的时候起就受到老师和母亲梦体验及苯教对梦的应用的影响，我相信我从我的梦中获得的智慧。在过去的十年里，我一直修炼梦瑜伽。每晚上床之后，我会感到自由自在。白天的忙碌已经结束。有些晚上，我的修习获得成功，有些则以失败告终。在修行尚未获得极大成功之前，这是正常的。不过，我几乎每天晚上都怀着实现梦瑜伽的目的入睡。本书中的教法源自我的修行体验以及我在上面引述的三部经文。

《西藏的睡梦瑜伽》依据的是我过去几年间在加利福尼亚州和新墨西哥州进行的口头传承，还保留着教法部分的通俗性。

梦瑜伽是我自己进行修习的主要支撑，对众多的上师和藏族瑜伽师④亦是如此。例如，夏扎的故事一直给我留下颇深的印象。夏扎是杰出的藏族上师。他在 1934 年圆寂时获得了虹

① Rice University，里兹大学，大学名。
② The Wonders of the Natural Mind，《自然之心的奇观》，书名。
③ Ann. Klein，安尼·柯林，人名。
④ Yogi，瑜伽师，亦称"成道者""观行者"或"瑜伽行者"。即修行的佛教徒。

身①，这是大圆满的标志。终其一生，他培养了众多成绩斐然的学生，撰写了许多重要文章，为他的居住地之福祉努力工作。很难想像他在世俗生活中能取得那么多的成果，履行了那么多的责任并完成了那么多利益众生的长期项目，而与此同时，他还能在精神修行中获得这样的圆满。他之所以能够做到这一切不是因为他一半时间当作家，一半时间任教师，余下的几小时用来修习，而在于他终生都在修习，不论是坐禅、写作，授业或睡觉。他曾写到，梦修是其精神之旅中的重中之重，也是他获得圆满的不可分割的一部分。对我们来说亦是如此。

---

① འཇའ་ལུས། 虹身，大圆满中获得圆满的标志。

引　言

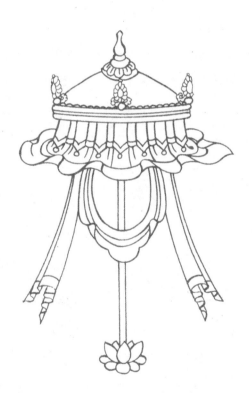

人一生有三分之一的时间是在睡梦中度过的。不论我们做什么，是有功德的还是无功德的，也不论我们是凶手还是圣徒，是僧人还是无拘无束之人，我们的终结都是相同的。我们都会闭上双眼，进入黑暗之中。尽管我们所熟知的"我"渐渐消失，但我们都会毫不畏惧地合上双眼。短暂的时间过后，各种景象开始显现，自我意识也随之而生。我们再次出现在似乎是无穷无尽的梦幻世界之中。每个夜晚，我们都会置身于最深奥的神秘之中，体验着一种又一种不同的经历，在失去自我后再次发现自我。我们对于这一切早已习以为常。清晨醒来，我们继续在这个"真实"的生活中。但从某种意义上来说，我们仍然在沉睡，依旧在做着梦。教法告诉我们，人能够在这个混沌的、不真实的状态中日复一日，也可以从梦中醒来，了悟现实的真谛。

当我们修行睡梦瑜伽时，我们就成为那悠久传统的一部分。几百年来，与我们一样，世间男女都进行着同样的修习，面临着同样的困惑与心障，也同样受益匪浅。众多高僧大德和杰出的瑜伽师都把睡梦瑜伽作为他们主要的修行。通过这样的修习，他们最终获得圆满。他们为教法贡献了毕生的精力并通过这些教法把修行的成果传递给我们，他们是我们的精神祖先。回忆这段历史，铭记他们，将会激发我们对睡梦瑜伽的信念及对教法的感激之情。

我准备向未进行过初级修行或对修行知之甚少的西方人教授此法。或许这种做法会令一些藏族上师大惑不解。依照传统，教法一直是秘密传承的。这既是表示尊重，又是一种保护，以免尚未做好准备的修持者产生误解。这些教法从不公开传授，也不会轻易透漏外人，而是专门传授给已经做好准备接受教法的人。

睡梦瑜伽的修行仍然像过去一样灵验有效，但世界的环境在变。因此，我试图进行一些不同的尝试。我希望通过公开、简洁的方法教授一些行之有效的东西，使睡梦瑜伽这一传统得到更好的保留，从而使更多的人能从中受益。当然，尊重教法对保护教义、促进我们的修行是至关重要的。要尽量从正宗的上师那里接受直接传承。阅读有关睡梦瑜伽的书籍固然很好，但最好还得接受口头传承。这将使你与这一教法建立更为紧密的联系。另一方面，在修习过程中，我们会遇到一些自身难以克服的障碍，但经验丰富的上师能够辨识它们并帮我们除障，这是必须牢记的重要一点。

人的生命是宝贵的。我们健全的身心蕴藏着巨大的潜能。可能我们已经见过上师并接受了教法，也可能已经享受着遵循精神之路的自由。我们知道修行对于我们的精神之旅及实现帮助他人的愿望是十分必要的。我们也明白生命的转瞬即逝，死亡是不可避免的。但在繁忙的生活中，我们总觉得很难按自己的意愿进行修习。或许，每天我们可能只有一两个小时在静修，而余下的二十二个小时是散乱的，在轮回的波涛之中颠簸着。但人总会有睡觉的时间，我们可以把一生中三分之一的睡梦时间用来修习。

本书旨在通过修行让我们在一生中每时每刻不断培养更大的觉识。倘若能做到这一点，我们就会更加自在和自如，较少受习惯性的贪执和散乱的控制。我们展现的是一种沉稳、生机勃勃的风度，这使我们能更加熟练地选择对生成之物的积极反应及对利益他人和我们自己的精神之旅的反应。最终，我们形成具有连续性的"觉识"，这使我们能在梦中及醒后一直保持完全清醒的"觉识"。那么，我们就会以各种创造性的、积极的方式对梦中出现的现象做出反应并能在睡眠状态下完成各种修习。当我们完全具备这种能力之时，我们就会发现，不论是在清醒之时还是在睡眠状态下，我们都会感到更大的自在、舒适、明了和感激。我们还将会为在死后的中阴状态①下获得解脱做好准备。

教法提供给我们改进日常生活质量的许多方法。这是非常好的，因为，今生今世的生活十分重要，值得认真对待。修习瑜伽的终极一定是引导我们得到解脱。为此目的，最好将此书理解为一部修习手册或西藏苯教和佛教瑜伽的指导手册。苯教和佛教瑜伽运用梦境使人从日常生活的混沌状态中解脱出来，利用睡眠将人从无明②中唤醒。倘若用这种方式使用此书，你应与一位有资质的上师取得联系。然后根据第三章进行止修以使自己心境平和。当你感到一切准备就绪之时，可以开始进行初级修习，坚持一段时间后，将其融入你的生活。最后再进行主要的修习。

不能急于求成。我们已经在轮回的虚幻中游荡了很久，但却未进行过修习。浏览一下有关精神方面的一本书，然后忘掉它，这几乎不会对生活有任何改变。如果我们能将这些修习坚持到底，那么，我们就会意识到我们的原初本性，即：圆满。

如果我们不能在睡眠状态中保持清醒专注，如果每天晚上我们都迷失自我，那么，当死亡降临之时，我们还会有什么机会保持觉识？如果进入梦境，与心中的影像互动，仿佛它们是真实的，那么，我们就不该对死后能获得自由抱有任何期待。靠你的梦中体验来了解死亡的境况吧！靠你的梦中体验发现你是否真正觉悟吧！

---

① བར་དོ། 中阴状态，亦称"中有"。前身已弃，后身未得。即死后未投身中间。

② མ་རིག་པ། 无明，没有理性光明的状态。人生的生老病死等一切痛苦都由无明而来。佛教所谓六根本烦恼之一。是世界与生命的最原始状态。

接受教法

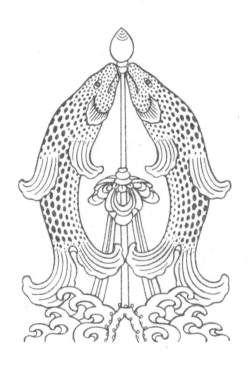

接受口头或书面教法的最好方法是"聆听、总结和体验"，即：听懂所述内容，概括其含义并将其付诸于实践。如果按此法进行学习，那么，学习过程就是连续的。但是，如果仅停留在知识的层面上，那么，它就成了修习的障碍。

就听法或学法而言，好学生宛如一面涂胶的墙，杂草扔上去都会被牢牢粘住；而坏学生则像一面干墙，任你往它上面扔什么，都会滑落地上。接受的教法不应遗忘或者荒废。学生应将教法牢记于心，并运用它们。没有被深入理解的教法就像扔向干墙的杂草，终究会落到地上，被人遗忘。

从教法的内涵得出的结论宛如暗室点亮的一盏明灯，隐蔽之物一目了然。当那些散乱的知识内涵变得清晰，最终被理解时，我们就有了一种茅塞顿开的体验。这与简单的概念化的理解迥然不同，因为它是我们了解的东西而不是我们仅仅听说过的东西。例如，有人告诉你房间有红色和黄色靠垫，这就获得了对它们的知性认知。但如果我们走进一间漆黑的房间，你就无法去分辨哪个是红的、哪个是黄的。从其含义得出结论宛如点亮一盏灯。随后，我们可以对红黄靠垫做出直接判断。教法不再是我们只能重复的东西，而成了我们的一部分。

"在实践中应用"指的是把已经在概念上理解的东西，即已经被吸收、思考，甚至使之富有含义的东西，变成直接的体验。这个过程好比品盐一样。人们经常谈到盐，并能解释它的化学特性等，但是对它的直接体验就是品尝它。那种体验无法从书本上获取，也不能言传。如果我们试图向一个从未尝过盐滋味的人讲述我们的体验，他们不会理解我们体验的到底是什么。但是，如果与已经有了相似体验的人谈起盐，彼此之间都会明白所言何物。教法亦是如此。这就是学习教法的方法。要听法或是读法，还要进行思索，理解其内涵并在直接体验中领悟其内涵。

在西藏，新的皮革要放在太阳底下晾晒并用酥油鞣搓才能使之变得更软。修持者就像一张新的皮革，粗糙坚硬，思想狭隘，观念僵化。教法就像酥油，通过修习被"鞣搓"进入皮革，太阳亦如直接体验。如果同时使用晾晒和反复"鞣搓"，修持者就会变得柔顺。但酥油也可储存在皮口袋里，酥油在口袋中存放几年后，口袋的皮革就会变得像木头一般坚硬，用再多的酥油都无法使之变软。如果一个人耗费多年时光学习教法，掌握了大量的知识却没有修习的体验，那么，他就像那张变硬的皮革。教法能够软化无明和所知障的硬皮，但是，当它们仅作为知识被束之高阁而没有通过修习渗入修持者的心，也没有通过直接体验得到温暖，那么，这个人对教法的理解就会僵化，变得固执。于是，新的教法无法软化他，也不会渗入他心，更不会改变他。因此，我们必须小心谨慎，不要把教法仅仅作为概念化的理解储存起来，防止概念化的理解成为获得智慧的绊脚石。教法不是被人收集起来的概念，而是需要遵循的一条道路。

第一章　梦的本质

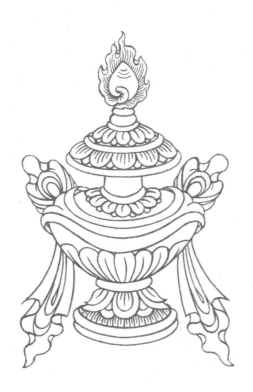

1. 梦境与现实

不论记得与否，我们都会做梦。从生到死，梦境一直伴随着我们。每晚，我们会进入一个未知的世界。在那个世界中，我们似乎是普通的自己或是完全不同的另一个人。我们会遇到我们认识或不认识的人，健在的或是离世的人。我们可以飞行，遇到非人类的生灵，有一些欢愉的体验。我们会开怀大笑，会哭泣或惊恐万状，也会兴高采烈或转生。然而，我们普遍很少关注这些不同寻常的体验。许多学习教法的西方人同样如此，因为他们对梦的理解是以心理学为依据的。后来，当他们对在其精神生活中使用梦愈发产生兴趣之时，他们通常侧重梦的内容及含义。他们对梦自身的特质鲜有研究，即便进行研究，也往往研究那些神秘的过程，而这些过程强调的是我们生存的全部，而不仅仅是我们的梦中生活。

梦修习的第一步相当简单：要承认梦对精神之旅具有巨大的潜能。人们通常认为梦是"不真实的"，与"真实"的清醒生活相反。其实，没有什么比梦更真实的了。一旦明白了我们平常的清醒生活与梦一样都是不真实的，我们就能理解上述说法。随后就会进一步理解梦瑜伽不但适用于所有的体验，也适用于白天和夜晚所做的梦。

3

2. 体验是如何产生的

无明

我们所有的体验，包括梦境，均源自无明。在西方，这是一个令人感到诧异的观点。因此，让我们首先解释一下无明的含义。西藏传统把无明分为两种：天生无明和文化无明。天生无明是轮回的基础，是普通众生的特定特征。无明是对我们的真实本性和世界的真实本性的无知，它会导致陷入二元论①的迷惑之中。

二元论把极性和二峻式②具体化了。它把体验的完整统一性分为非此即彼，对与错，你和我。以这些概念上的划分为基础，我们产生了以贪和嗔为表现形式的偏好及习惯性的反应。这种反应使我们最大限度地认同自己。我们要这个而不要那个；信仰这个而不信仰那个；尊敬这个而鄙视那个。我们渴望欢愉、舒适、财富和名誉，竭尽全力避开痛苦、贫穷、耻辱与不适之感。我们为自己或我们所爱之人的欲而想得到这些东西，而对他人漠不关心。我们想要获得与我们现有体验完全不同的体验，或者我们想要固守一种体验，并避开将会导致终结的不可避免的变化。

另一种无明是建立在文化基础之上的。它以贪欲和嗔恚的形式出现。嗔恚在一种文化中已被制度化和模式化从而进入了价值体系当中。

从哲学的内部冲突中可以找到另外一例。许多哲学体系是根据互相之间在某些细枝末节上的某种分歧而确定的。尽管这些体系的创立旨在启迪人的智慧，但它们都造成了愚痴，因为

---

① 二元论：把世界或现象、概念的某个领域分为两个或两类不能互相转化的元素的一种理论。

② 二峻式：指分为二部，划分为两等或两类。

它们的追随者都依循着对现实的二元理解。在任何一个建立概念化的体系当中，都是不可避免的，因为概念化心智本身就是无知的表现。

文化无明产生于传统并在传统中保留下来。文化无明渗入每一种习俗、每一种观念、每一套价值体系和知识体系之中。个人和文化都把偏好看得如此重要，以致它们被看作常识或神圣的律法。在成长过程中，我们依附各种信仰、依附一个政党、一种医疗体系、一种宗教及有关事物之原貌该是怎样的某种观点。我们接受小学教育、中学教育，或许还有大学教育。但在某种意义上，每一张文凭都是对把我们变得更加无明的一种奖赏。教育强化了透过镜片看世界的习惯。我们可能会成为用错误的观点看问题的专家，在理解上十分拘谨并向其他专家阐述自己的理解。哲学的情况亦是如此。在哲学中，人们学习详尽的哲学体系，把头脑培养成善于提出疑问的灵敏工具。但是，在刺破天生无明之前，人们培养出的仅仅是一种后天习得的偏见，而不是根本智慧。

我们甚至贪恋于最琐碎的事情，例如：特殊品牌的肥皂或剪出来的时髦发型。我们大张旗鼓地发展宗教、哲学、心理学和科学。但是，没有人生来就认为吃什么或者不吃什么就是错误的，或这个哲学体系是对的而那个体系是错的，或这个宗教是真的而那个宗教是伪的。所有这一切都是学来的。对特定价值观的认同是文化无明的产物，但接受有限的观点的倾向则源自二元论。二元论就是天生无明的表现。

这并非坏事，情况就是这样。我们的取向能够导致战争，但它们也表现为使世界受益匪浅的有用的科学技术和不同形式的艺术。只要我们依然处于懵懂状态，我们就会深陷二元论之中，这是完全可能的。藏族有这么一种说法："如果是猴身就会喜欢草的味道。"换句话说，我们应该欣赏和享受今生今世，因为它本身很有意义，很有价值，也因为这是我们正在过的生活。

如果我们莽撞行事，教法就会被用来支持我们的无明。有人会说，一个人获得高学位并不好，或限制饮食是错误的，但这根本不是问题所在。有人还会说，无明不好或普通生活只是轮回的愚痴。但是，无明不过是觉识的障。贪恋无明或因无明而不快只不过是二元论在无明界中玩耍的老把戏。我们可以看到无明的无孔不入。甚至教法都必须与二元论并存，例如鼓励人们贪执功德、憎恶无功德，自相矛盾地用无明的二元论来战胜无明。我们的理解一定会变得多么难以捉摸，我们又会多么容易地迷失自我！这就是修习的必要性，以此来获得直接的体验而不是仅仅建立另一种用来详述和捍卫的概念体系。站在一个更高的角度看待事物，事物的发展就顺理成章了。从非二元的智慧的角度来看，就没有了重要和不重要之分。

业果：业与业迹

我们赖以生存的文化决定了我们，但无论我们去向何方，决定我们的种子都会如影相随，困扰我们的东西实际就在我们的心中。我们把自己的不幸归于环境和我们的处境，认为只要环境改变了，我们就会快乐。但是，我们发现自己所处的环境只是我们遭受痛苦的次因。主要原因还是天生无明及由此产生的对身外之物的欲望。

或许，我们决定搬到海边或群山之中以逃避城市生活的压力。或许，我们也会离开农村的艰辛生活和与世隔绝的孤独生活以享受城市带来的激情。这种改变可能不错，因为随着外在条件的改变，人们会获得一定的满足感，但这种满足感是短暂的。使我们产生不满的根源会伴随我们一起搬到新家。在新家中，新的不满又会产生。很快，我们再次陷入希望与恐惧的折磨之中。

我们也许会认为，如果我们有更多的钱、有个更善解人意的伴侣、有更健康的体魄、更好的工作或接受过更好的教育，我们就会感到幸福。但我们知道事实并非如此。富人并没有摆脱痛苦，新的伴侣在某些方面仍旧令我们不满意，身体终究要逐渐衰老，新的工作也会变得越来越索然无味。如果我们认为从外部世界可以找到治愈我们不快乐的方法，那么，我们的欲望只能得到暂时的满足。不明白这一点，我们就会在欲望的漩涡中饱受煎熬之苦，甚至永远不会休止，无法得到满足。我们受到我们所造之业的支配，不断地播撒将来业果丰收的种子。这种业的模式不仅使我们偏离精神之旅，而且也使我们在日常生活中无法获得满足与幸福。

只要我们认同游移之心的贪与嗔，就会产生消极情绪。这些消极情绪生成于客观实际与我们欲望之间的差距。由此产生的行为，包括我们日常生活中的一切行为，都会留下业迹。

"Karma"的意思是"业（行为）"。业迹是业的结果，存在于精神意识之中并影响我们的未来。如果我们把业迹理解为西方人所说的无意识的倾向，我们就能部分地理解它的含义。业迹是有欲向的，是内外行为举止的模式、根深蒂固的反应和惯性的概念化。它们决定我们对外界环境、对我们的认知及我们独特的习惯和知识的僵化反应。它们创造并决定我们对每一次普通体验的反应。

举一个有关业迹的比较生硬的例子，但在更细微、更广泛的体验层面上，其机理是相同的。一位男子从小就生长在一个争吵不断的家庭中。后来，在他离家三四十年后的一天，他走在街上，经过了一所房子，房内的人正在互相争吵。当天晚上，他做了一个梦，梦见他与妻子或伴侣争吵。清早醒来，他感到十分郁闷和孤独。他的伴侣注意到了他的变化，对他的情绪做出了回应，这进一步激怒了他。

这个体验的结果告诉我们有关业迹的事情。在年幼之时，这位男子用恐惧、愤怒和伤害对家中的争吵做出了回应，对争吵感到了"嗔恚"，这是一种正常的反应，这种"嗔恚"在他的心中留下了痕迹。几十年后，他经过一所房子，听到有人吵架。这是刺激旧业迹的次要条件。旧业迹就显现在当晚的梦中。

在梦中，那位男子用愤怒与伤害来回应梦中伴侣的挑衅。这种反应受到他在孩提时代精神意识中积存的业迹的控制，或从孩提时代起，这种业迹就已被多次强化。当梦中伴侣（完全是该男子的心理投射）激怒他时，与他在孩提时一样，他的反应是嗔恚。他在梦中感到的嗔恚就是产生新种子的新的业。在他醒来之时，他陷入消极情绪中，消极情绪是先前之业的果。他觉得自己被她疏远，与之隔绝。事情变得更为复杂的是，他的伴侣根据其由业决定的惯性倾向做出反应，或许变得脾气暴躁、孤僻，或表示歉疚，随和奉迎。男子再次做出消极反应，又播下了一颗业的种子。

无论是在内在还是在外在的情景中，是处于清醒还是睡眠状态，对任何情境的反应都源自"取"和"嗔"，都会在心中留下痕迹。由于业支配着反应，因此，反应又会播下业的种子，这又会进一步支配反应，往返循环。这就是积业的原因。积业是轮回之轮，是业与反应无休止的循环。

尽管该例子是从心理学的层面上谈及"业"，但业决定着生活的每一方面。它造就了个人生活中的情绪和精神现象，决定着对生活的感知与诠释、身体的功能以及外部世界的因果关系。然而，体验的每一方面，无论大小，都受业的支配。

留在内心的业迹就像种子一样，需要一定的条件才能显现。就像种子需要湿度、阳光、营养和温度的适度结合才能发芽生长一样，当遇到恰当的条件时，业迹就会显现。支持业显现的情境要素被称做次因和次要条件。

把业理解成因果过程是有帮助的，因为这样会使我们认识到，对任何条件做出反应所做的抉择必然有结果。一旦我们理解了每一个业迹都是进一步受业支配之行为的一粒种子，我们就会利用这种理解来避免在生活中产生消极情绪。我们会创造条件，而这种条件将会把我们的生活导向积极的方向。或者，如果我们明白这一点，我们可以在消极情绪出现之初，自我释放情绪。在这种情况下，就不会产生新的业。

消极业

如果我们用消极情绪对情境做出反应，留在心中的痕迹最终会成熟起来，并对生活中的情境产生消极的影响。例如，假如有人和我们生气，我们也愤怒地做出回应，那么，就会留下一个痕迹，这个痕迹会增大我们之间再次生气的可能性，也会使我们更有可能遇到习惯性生气生成的次要情境。想看出我们生活中是否有很多的嗔怒以及我们是否认识这样的人是轻而易举之事。爱生气的人不停地遇到让他们生气的情境，而不太爱生气的人则难以遇到。外在的情境可能相似，但不同的业的倾向会产生不同的主观世界。

情绪表达过于冲动就会产生严重后果和激烈的反应。愤怒会导致打架或造成其他形式的破坏。人们可能会受到身体或情感上的伤害。不仅愤怒会如此，如果恐惧被表现出来，它也会对遭受恐惧的人造成很大的压力，使他与他人产生疏远等。不难看出这会导致生成消极痕迹，这些消极痕迹会对未来有消极的影响。

如果我们抑制情绪，也还会有消极痕迹。抑制是嗔恚的显现。抑制表现为把某种东西压抑在心中，把某种东西放在心门后锁闭起来，让我们的部分体验藏在暗处蓄势待发，使之成为充满敌意的情绪。只要适当的次因出现，这些表现就会显现出来。这种显现可以有许多方式，比如，如果我们压抑对他人的嫉妒，那么，这种压抑迟早会在情感上爆发出来，或体现在对我们偷偷嫉妒之人的苛刻评价之中，即使我们否认自己的这种嫉妒。心理评价也是一个建立在嗔恚之上的行为，这种行为会产生消极业的种子。

积极业

我们不要有这两种消极的反应，即：我们的行为不要受业力的驱使，也不要抑制之。相反，我们可以腾出一点儿时间停下来，自我交谈一下，确定一下治疗消极情绪的良方。如果有人和我们生气，而且我们自己也生气了，那么，解决这一情绪的方法就是慈悲。开始时去发慈悲可能会觉得牵强和不可信，但是，如果我们意识到使我们生气的人受到他自己的因缘的驱使，进而意识到他自己因为陷入自身的消极业中觉识受到束缚，那么，我们就会感受到某种慈悲，继而能够开始释放我们的消极反应。当我们这样做的时候，我们就是在积极地塑造完美的未来。

这种新的反应虽然仍然是建立在欲望的基础之上（在这种情况下是为了修功德、内心平静或精神成长），但它仍然产生积极的业迹，种下慈悲的种子。下一次我们再遇到愤怒的时候，我们的反应就更有可能是慈悲。这比自我保护性质的狭隘的愤怒更令人感到舒适与豁然。这样，不断的功德修习将会重新训练我们对世界的反应。于是，我们就会发现自己不论从心理上和还是外表上经受的愤怒都越来越少。如果我们继续这个修习，慈悲将会毫不费力地自动生成。利用对业的理解，我们可以重新训练我们的心智，并运用所有的体验，甚至最个人的、最短暂的白日梦，来支持我们的精神修习。

释放情绪

对消极情绪的最好的反应就是通过保持在非二元觉识之中摆脱贪取与嗔恚，让其自行释放。如果我们能做到这一点，消极情绪将掠过我们的身体，就像鸟儿飞越空间一样，它经过的地方不会留下一点儿痕迹。消极情绪生成，而后自动消融在虚空之中。

在这种情况下，业种正在显现，表现为情绪或念头或身体上的感知或对某些具体行为的冲动。但是由于我们不用贪取或嗔恚对其进行反应，就不会产生未来业的种子。例如，每当嫉妒生成，我们没有受到它的吸引也没有试图去抑制它，它就会消融在觉识之中。此时，嫉妒的业的倾向之力就越来越弱，而没有受到新行为的强化。以这样的方式释放情绪就是把业从其根部斩断。这好像是在业种还没有机会发育成为我们生活中的烦恼之时，就被我们燃烧殆尽一样。

也许，人们会问为什么释放情绪要比产生积极的业好。答案是所有的业迹都是在束缚我们，使我们局限于特定的身份。

修道的目的是摆脱一切因缘，获得圆满解脱。这并不是说，一旦人获得解脱，诸如慈悲这样的积极特性就不会显现。它们是会显现的，但是，当我们不再受业之倾向的驱使时，我们可以清楚地看到我们的境遇，并自发地对其做出得体的反应，而不会被推向一个方向或被另一个方向吸引。源于积极业之倾向的相对慈悲非常好，但是，更好的是绝对慈悲，这种慈悲无需努力就可以完美地显现在摆脱业缘的人身上。绝对慈悲更宽广、更包容、更有效，不受二元性的迷惑。

　　尽管让情绪自我释放是最好的反应，但是在我们的修习有了进展和稳定之前则是很难做到的。然而，不论现在我们的修习如何，在情绪生成时我们大家都可以决定稍停片刻，克制自己，尽量巧妙地做出反应。我们可以学会减弱冲动力和业习力。我们可以运用一个概念化的过程，提醒我们所体验的情绪只是先前业迹的果。于是，我们可以减少自己对情绪或观点的认同，放松我们的防御心理。随着情绪之结的松弛，身份也随之宽泛，变得更为宽广。我们可以播种积极业的种子，选择更为积极的反应。重申一下，这样做时不压抑情绪是很重要的。我们发慈悲时应该放松，在尽力想出好办法时不要严格地压抑心中的愤怒。

　　精神之旅的目的不只是为了使遥远的未来或我们的来生受益。当我们修习训练自己对情境做出更加积极的反应时，我们改变了自己的业迹，培养了对我们目前的生活产生积极变化的特性。当我们能够更加清楚地明白每一个体验（不论这个体验有多小或多么个人化）都有一个结果的时候，我们可以利用这一理解来改变我们的生活以及我们的梦境。

觉识障

与我们在一起的业迹是因贪取或嗔恚而采取的所有行为所

留下的精神残迹。它们是储藏在个人的基础识或阿赖耶识①的觉识障。虽然人们把阿赖耶识说成是一个容器，实际上它相当于觉识障。没有觉识障就就没有阿赖耶识。它不是一个东西或一个地方，它是构成二元体验的机制的动力。它像习惯一样是非物质的，与习惯一样是强有力的，这些习惯可以使语言产生意义，使形式分解为客体，使呈现在我们面前的生活成为我们能够主导并领悟的有意义的东西。

阿赖耶识通常被比喻为一个坚不可摧的仓库或贮藏库。我们把阿赖耶识视为贮藏模式或图式集的阿赖耶识。它是一本或多或少受到我们行为影响的体验之书。只要我们的习惯性倾向存在于人的心中，阿赖耶识就存在。一个人在死亡后或身体衰微的时候，阿赖耶识依然存在。业迹继续存在于心识中，直到它们被净化。当它们完全被净化时，阿赖耶识不再存在，人则成为佛陀。

业迹及梦

所有轮回体验都是由业迹造成的。心情、想法、情绪、心理影像、感知、本能的反应，以及"常识"都受到业的控制。例如，你醒来时感到沮丧，你在吃早饭，似乎一切都很正常，但是就是有一种说不清的郁闷。在这种情况下，我们说某种业正在变得成熟。如果它显现的原因与条件同时具备，郁闷就显现出来。也许有一百个理由解释为什么这个郁闷发生在那个特别的早晨。它可以以无数种方式显现，也可以显现在夜晚的梦中。

在梦中，业迹显现在觉识中，不受理性的约束。我们经常会这样地用理性为一种情感或短暂的心理影像寻找借口。我们可以想像这一过程是这样的：白天，觉识照耀着所有的感官，我们体验着这个世界，把感官体验和精神体验编织成我们生活

---

① གུན་གཞི་རྣམ་ཤེས། Alaya-vijnana，阿赖耶识，亦译"藏识"。唯识说所表示的最为根本的识。是一种被覆蔽着的潜意识，藏匿在心的最底层，故为下意识。它是轮回的主体，也是轮回学说所必须假定的主体。

中有意义的整体。夜晚，觉识从感官中消退，安住在根本中。如果我们已经进行了强有力的修习，有了许多心的空性及明耀的体验，那么，我们就会意识到这种纯净的、清醒的觉识。但是对我们大多数人而言，觉识照耀的是各种障和业迹，而这些障和业迹都显现为梦。

业迹如同我们给每个体验拍摄的照片一样。对任何体验（包括记忆、感情、感知力以及想法）的贪取或嗔恚的反应就像拍摄一个快照。在我们睡觉的黑暗房间里，我们冲洗胶片。哪个晚上冲洗哪些胶片，取决于最近遭遇的次要因缘。一些影像或痕迹被强烈的反应深深地印在我们的内心深处，而其它的影像和痕迹由于体验肤浅只留下一点点痕迹。我们的觉识就像电影放映机的光一样照亮了已经被刺激的痕迹。这些痕迹就显现为梦的影像和经历。

我们把它们串在一起，就像一部电影一样，因为这是我们的心灵创造意义的方式。一部叙事片就此诞生，它由因缘决定的倾向和习惯性身份（梦）构建而成。

同样的过程在我们醒着时继续进行着，构成了我们通常视为"自己的体验"的东西。这些机理在梦中很容易理解，因为可以不受有情世界和理性觉识的局限来观察它们。白天，虽然我们仍然参与着同样的造梦过程，我们依然把这个内在的心理活动投射到这个世界中，并认为自己的体验都是"真"的，都是外在于我们的内心的。

在梦瑜伽中，对业的这种理解被用来训练心智，使心对体验做出不同的反应，导致新的业迹的产生，更加有益于精神之旅的梦从这些新的业迹中生成。梦瑜伽不是关于力量的，不是有关意识发挥不可抵挡的作用来压制无意识的。梦瑜伽依赖于增长的觉识和洞察力使我们在生活中能够做出积极的选择。理解了体验的机理结构和行为的后果会使我们认识到任何一种体验都是精神修习的机遇。

梦瑜伽为我们提供了一个在梦中燃烧未来业种的方法。如果我们在梦中安住在觉识中，我们可以在业迹生成之时让其自行释放，它们不会继续在我们的生活中显现为消极状态。正如在醒后的生活中一样，只有我们安住在本觉（心的净光）的非二元觉识中，这种情况才会发生。如果对我们来说这是不可能的，那么，我们还可以培养甚至在梦中在精神上选择积极行为的倾向，直至我们彻底超越偏好和二元性。

最终，我们净化了所有的障，不让一个障留下。此时，就没有了胶片，也就没有了隐性的业的影响。由于业迹是梦的根源，当业迹消耗殆尽的时候，只有觉识的净光存在。没有胶片，没有梦者，也没有梦，只有绝对实相的明耀的根本本质。这就是证悟是梦的终结的原因，这就是众所周知的"觉悟"。

六道轮回

根据教法，受惑的众生均生活在六道（世间）之中。六道是：天道、阿修罗道、人道、畜生道、饿鬼道和地狱道。从根本上来说，六道就是六大觉识，即六种可能经历的体验。六道在我们身上表现为六种消极情绪，即：嗔、贪、痴、慢、疑和散乱（当其它五种情绪以同样的方式出现、协调平衡时，散乱就是一种情绪状态）。然而，六道不仅仅是情绪体验的分类，也是众生出生的实际境域，如同我们人生在人道，狮子生在畜生道一样。

每一道都可以被视为体验的延续。例如，地狱道从嗔怒的内在的情绪体验到由嗔怒而生的争斗和战争之类的行为，再到建立在嗔之上的制度、偏见和成见，如：军队、种族仇恨、褊狭，再到我们生存的实际境域。从个人情绪到现实世界的全部体验就叫做"地狱"。

与梦一样，六道是业迹的表现形式，但是在六道的境域中，业迹是共同的而非个人的。因为业是集体的，每道中的众生共享着在共同世界中的相似体验，这与我们与其他人分享相同的经历如出一辙。共同的业生成身体、感官及精神能力，这些都能使人介入到共享的潜能和各类经验之中，而与此同时，又让其他体验成为不可能。例如，狗能听到人类听不到的声音，人类体验语言的方式狗也无法体验到。

六道看上去各有特色且十分牢固，正如世界呈现在我们面前的一样，但是实际上它们是梦幻般的、不牢固的。它们互相渗透，但我们与每一道都有联系。我们身上带有进入其它道再生的种子。当我们体验不同情绪的时候，我们享有在其它道中的典型特征和苦难。例如，当我们沉湎于以自我为中心的慢、嗔怒和嫉妒时，我们体验的是阿修罗界所体验的典型特征。

有时，人在性格特征中有一方面尤为突出，更像动物或更像饿鬼，或者更具神性，或更像阿修罗。这是他们性格的突出特征，可以从他们谈话和行走方式及与他人的关系来确认这一点。我们可能认识一些人，他们似乎总是身陷饿鬼道。他们从来无法得到足够的食物，总是饥肠辘辘，总是希望从朋友、环境及生活中获得更多的东西，但却永不满足。或者，我们认识某个人，他似乎是地狱道中的一员：嗔怒、暴躁、狂野、痛苦不堪。更为常见的是，人在各自的性格特征中都具有所有道的特征。

由于觉识的方方面面都展现在情绪中，因此，它们显然具有相当的普遍性。例如，每种文化都了解嫉妒的含义。嫉妒的表现形式可能有所不同，因为情绪表达是一种交际手段、一种示意的语言，是由生物学和文化决定的。文化造成了多样性。但是，嫉妒的感觉在任何地方都是一样的。在西藏苯教中，可以用六道的现实性解释这种普遍性并使普遍性与六道联系起来。

六种消极情绪并不囊括一切情绪。无须争论悲伤和恐惧在何处能与六道相适应。与悲伤、愤怒、嫉妒和爱一样，恐惧可以发生在任何一道中。尽管消极情绪是我们拥有的情感体验，而且是对六道的颇具特色的情感体验，但它们也是代表整个体验的关键词汇，是从个人情感体验到现实境遇的一种延续。这些方面都包含了体验的广泛可能性，也包括了多种的情绪体验。

觉识的六个特质被称做"通路"，因为它们可以通向四面八方。它们可以带领我们进入自己的转生之地，也可以进入与今生大相径庭的境遇之中。当人产生消极情绪或者陷入其中一种消极情绪时就会产生某种后果。业就是这样产生的。例如，为了能转生为人，我们必须在前几世就开始严守戒律。甚至在世俗文化中都有如此说法：只有对他人的爱与关心表现出成熟的态度，人才会被视为"完人"。

如果我们的生活具有嗔怒这类消极情绪的特点，那么，我们就会体验到不同的后果。我们会在地狱里转生。一个人可能会生在地狱界，并在心理上亦会认同（这种情况实际发生过）。总把自己与仇恨联系在一起就会产生我们在今世称之为"地狱般"的体验。

很清楚，这并不意味着所有人都试着避开这些体验。业可能会强烈地把人带入一种体验，使得消极情绪变得极具诱惑力。想一想充斥着仇恨、谋杀和战争的那些"娱乐片"吧。我们对它们津津乐道。我们会说，"战争就是地狱"，但我们中的很多人都被拉到战争一边。

我们对一种或另一种体验的偏见往往是在文化的影响下形成的。例如，在把一个暴虐的勇士视为英雄的社会里，我们就会被引领到那个方向。这是前面所述文化无明的一例。

在西方，六道的说法听起来有些不可思议，但在我们的体验、我们的梦中、清醒的生活中乃至我们周边人的生活中，它们的表现形式均可得到确认。例如，有时，我们会感到失落。我们知道如何开展日常工作，但却不清楚其意义何在。意义的不存在并非通过解脱而是因为缺乏理解。我们梦见自己身陷泥潭或置身暗处，或行走在一条没有路标的街道上。我们进入一个没有出口的房间，或为该走哪个方向而感到困惑。这可能就是无明的显现，就是畜生道（这种无明与天生无明不同。这是愚昧，是缺少智慧的表现）。

当我们在散乱中迷失自我、享受欢娱与幸福时光时，我们体验的是天界。但这些时光终究要终结。即便时光延续，我们的觉识必然有一定的局限。我们必须保留一种表面性，不要深究我们的周边环境，也无需去意识我们身边的苦难。享受我们生活中的快乐时光固然很好，但如果我们不去修习，不持续摆脱限制和错误的自我认定，最后我们会过完愉快的时光，毫无准备地堕入更为艰难的境地。在这种境地中，我们可能会陷入某种苦难。晚会或非常愉快的一天结束后，我们一回到家就常会感到失落或郁闷。或者，结束愉快的周末后，在我们重返工作之时，我们也可能感到失意。

我们都会有那样的时期，在这个时期中，我们体验着不同的道。例如：在度假或与朋友散步时，我们体验的是神道的快乐。在我们看到欲想之物时，我们会感到贪婪之痛。我们还会有傲慢受到伤害的羞耻，嫉妒引来的悲痛，痛苦和仇恨引发的厌恶，无明造成的愚昧与困惑。我们在一道一道的体验中轻易频繁地转换。我们都有处在快乐情绪中的体验，这种情绪与神道相连。太阳落下了，我们仍然美丽，自我感觉良好。随后，我们得到了坏消息或一个朋友说了些刺伤我们的话。刹那间，似乎世界本身发生了变化。笑声听起来十分空洞，天空阴冷而冷漠，我们不再觉得他人有魅力，自己也不再感到愉快。我们改变了体验，世界似乎也随我们一起发生了变化。正是如此，让其它道中的众生保持与其它各道的联系吧！猫和阿修罗都能体验到嗔、嫉及情感需求等。

在睡梦生活中，我们也体验着六道。与六种消极情绪决定白天体验特质一样，六道形成了我们对梦的感觉和梦的内容。梦的种类千变万化，但所有与业有关的梦都与六道之一或更多的道有关。

以下是对六道的简单描述。在传统上，六道都是对地点和居住在该地点之众生的描述。例如，地狱分为十八个，即：九热九寒地狱。传统描述中的所有细节都有含义，但在此，我们着重于今生的六道体验。通过体内的能量中心（轮），我们把每种体验联系在一起。六道的位置列表如下。轮在众多不同的修行中十分重要，在睡梦瑜伽中也有重要的作用。

道	主要情感	轮
天道	散乱	顶轮
阿修罗道	嫉	喉轮
人道	嫉妒	心轮
畜生道	痴（无明）	脐轮
饿鬼道	贪	大乐轮
地狱道	嗔	足底

地狱道

嗔是地狱道的种子情绪。当嗔之业迹显现时，会有许多可能的表现，如嗔恚、紧张、愤恨、批评、争论和暴力。战争所造成的许多破坏都是由嗔造成的。每天有很多人因嗔而亡。但嗔解决不了任何问题。当被嗔征服时，我们便失去控制和自我意识。当我们陷入仇恨、暴力和嗔恚或成为它们的牺牲品时，我们正处在地狱道。

嗔的能量中心在足底。纯粹和无条件的爱是治疗嗔恚的药方，这种爱源自没有约束的自我。

根据传说，地狱是由九热九寒组成的。居住在那里的众生遭受无穷无尽的痛苦，被折磨致死，而后一次一次地转生。

饿鬼道

贪是饿鬼道的种子情绪。过多的需求而无法满足的感觉生成了贪。满足贪婪的尝试宛如口渴时喝盐水。在沉湎于贪欲时，我们就会寻求外在的而不是内在的满足。但我们永远无法找到足够的东西来填充我们希望逃避的空虚。我们真正的饥饿感觉是为了了解我们的真正本性。

贪与性欲联系在一起，其体内的能量中心是藏在生殖器官后面的轮。宽容、公开施与他人所需之物才能解开贪欲的硬结。

饿鬼在传统上被画成大肚子、嘴小喉小的饥肠辘辘的众生。有些饿鬼居住在干旱的大地上，在那里，几百年来没有人提到过水。其他饿鬼可能找到过食物和饮水，但如果他们通过小嘴吞下一小点儿的话，食物会在它们的胃中燃起火焰，引起剧痛。饿鬼经历多种苦难，但所有这些都是因为吝啬和反对他人慷慨造成的。

畜生道

无明是畜生道的种子。无明是失落、痴愚、不确定和无知的一种感觉。很多人都体验过无明中的黑暗与悲伤。他们感到有一种需求，但是甚至不知道自己的需求是什么或如何使自己获得满足。在西方，忙碌常被视为幸福，但当我们不了解自己的真本性时，我们可能会在忙碌中陷入无明。

与无明有关的轮位于身体中心，与脐同高。当我们转向内心、逐渐了解了真实的自我时，就会找到智慧。

畜生道中的众生受到无明之黑暗的控制。动物在恐惧之中生活，因为受到其它动物及人的不断威胁。甚至体积庞大的动物都被虫类折磨着，这些虫子寄居在它们的皮肤上并以食其肉为生。家畜被人喂养、被装上卸下、被阉割，鼻子被圈孔，还要任人骑行，却无法逃脱。动物会感到痛苦或快乐，但它们也受到无明的控制。这种无明使它们无法透过它们的生活环境看到自己的真实本性。

人道

嫉是人道的根本情绪。当我们感到嫉妒时，我们想要抓住自己拥有的东西或把它们拉到自己的身边。例如：一种想法、一件东西或一种关系。我们把幸福的源泉看做是我们的身外之物，这会导致我们对心仪之物的更大贪恋。

嫉与体内的心脏部位相连。治疗嫉妒的方法就是更广地敞开心扉，当我们了解自己的真实本性时，我们就会心胸宽广。

我们很容易就能看清人道的苦难。我们经历了生、老、病、死。我们因不断的变化造成的迷失而感到忧心忡忡。当我们得到渴望已久的心仪之物时，我们竭尽全力想留住它，但最终失去是必然的。我们不会为他人的快乐而欣喜若狂，相反，我们经常陷入到嫉妒之中。尽管人的出生被视为最佳运气，因为，他们有了倾听和修习教法的机会，但我们中只有极少数人会想方设法获得这个机会并很好地利用之。

阿修罗道

慢是阿修罗道的主要情绪。慢是与成就相关的一种感觉，常常带有地域性。爆发战争的一个原因就是个人或国家的傲慢，它们自认为有解决他人问题的办法。当我们认为自己在某一能力或者特质上低于他人时，就会表现出傲慢，这是慢隐含着的一面。这种消极的自我中心使我们与他人产生隔阂。

慢与喉轮有关。愤怒的行为举止常常表现出慢。治疗它的良方就是寂止和谦逊。当我们触及真实本性的时候，我们就可以获得寂止和谦逊。

阿修罗们享受着愉悦和富足，但它们往往呈现出嫉妒与愤怒。它们不断地相互争斗，但当向比它们更为富足的天神宣战时，它们遭受了最大的苦难。天神比阿修罗更强大，难于诛灭。在战争中，天神永远是胜者。在遭到伤害的慢和嫉的情绪中，阿修罗在情绪上遭到毁灭性的打击，感到被贬低，这种情绪反过来又使它们一次次地投入无功而返的争斗当中。

天道

散乱是天道的种子。在天道中，五种消极情绪同时出现，宛如合唱队中五种和谐的声音一样平衡。天神们沉湎于懒散的欢乐与以自我为中心的享乐之中。它们享受着长至一劫①的生命中的巨大财富和舒适。它们所有的需求和欲望似乎都将得到满足。正如一些人和社会的情况一样，天神陷入欢乐及对享乐的追求之中。他们不大了解其体验下面的现实。由于迷失在毫无意义的娱乐与享乐中，它们是散乱的，无法返回到解脱之路上。

但当天道的生存之业因耗尽之时，情况终将发生变化。当死亡最终降临时，临终前的天神会被朋友和伴神抛弃，因为它

---

① Kalpa，一劫，是印度人计算时间的单位。一劫是极长的时间。

们无法面对必死无疑的现实。原来完美的身躯衰老退化。快乐的时期终结了。天神用天眼看到了它自己转世再生之苦界的情况，甚至在临终前就会开始遭受来生的苦难。

天道与头顶的顶轮相关。治疗天神私欲的药方就是同情。通过强调对自我和世界现实的觉识就可以自然生成同情。

为什么会产生"消极"的情绪

在西方，许多人听到被贴上消极标签的情绪时都会感到不快，但是情绪本身并不是消极的。所有的情绪都是鲜活的，对人的所有体验来说都是必要的，其中包括取、嗔、慢、嫉等。没有情绪，我们的生活就不完整。

但只要身陷情绪之中，并与我们自身更深层的方面脱节，情绪就是消极的。如果我们用贪取或嗔恚来回应情绪，它们就是消极的。由于受到觉识和身份的局限，我们就播下了未来消极因缘的种子。这些因缘会使我们在此世今生的生活中陷入苦道。人在苦道中是难于走上精神之旅的。与更开放的自我认同，特别是与一切筹划好的、受到局限的自我认同相比，这个果是消极的。这是不把六道看作情绪而看作是六大觉识或六种体验的重要原因。

对情绪的认识存在着文化差异。例如，在教法中，常常很少提及恐惧和悲伤，但有关轮回的大多数教法却涉及它们。"我嗔"的概念与藏人格格不入，他们没有描述这一概念的词汇。我去芬兰访问时，许多人都向我提起"郁闷"一词。这与我刚去访问过的意大利的情况截然不同。在意大利，人们似乎很少提及这一话题。气候、宗教、传统和精神信仰体系制约着我们并影响着我们的体验。但是，我们如何身陷贪取和嗔恚、如何投射及我们的投射与二元论如何互动的基本心理是同一的，这就是在情绪体验中消极的东西。

如果我们真正理解并体验了现实的空性本质，就不会存在欲取，也就不会产生情绪的钝愚。但由于对现象的真实本性的无知，我们热衷于心理投射，仿佛它们真的存在一样。我们与幻相①建立了二元性的关系，产生了嗔、贪或其它情绪反应。在绝对现实中，并不存在成为我们生气对象的单一体或者任何情绪发泄的目标。根本没有理由生气。我们编造了故事，制造了心理投射，同时也产生了嗔恚。

在西方，对情绪的理解通常用在心理学上，试图改善人们在轮回中的生活。这的确很好。但藏族人的体系有着不同的目标，它更致力于对情绪的理解以便能使我们摆脱因情感贪执所造成的局限和固守的谬见。这并不是说情绪本身是消极的，而是说一旦我们达到依附或逃避它们的程度，它们才会是消极的。

3. 精进身

一切体验，无论是醒后的还是睡时的，都有一个能量基础。这个重要的能量在藏语中被称作"气"②，而在西方，它更以梵文名字"prana"著称。任何经验的基本结构都是各种条件与成因的精准结合。如果我们能理解体验形成的原因和如何形成的，承认它的精神、身体和能量的机理，那么，我们就能重新获得体验或改变之。这使得我们能够产生支持精神修行的体验并避免产生具有破坏力的体验。

脉道与气

在日常生活中，我们会有不同的姿势，但从不考虑姿势带来的影响。当我们想要放松、与朋友聊天时，我们会到有舒适椅子或沙发的房间去，这样会增加镇静和松弛的体验，有助于轻松交谈。但是，如果我们积极参与公务讨论，我们就要去一间办公室，那里面的椅子可以让我们挺直腰板，不那么松弛，

---

① 幻相，虚幻的相状，没有实体的相状。
② prana，ཧྥ་ 气，梵文音译"波那"，呼气之意。

这更有利于公务性和创造性的活动。如果我们想要静静地坐着，我们可以去回廊，静静地坐在另一把椅子上，这样，我们就可以欣赏景观，享受空气的拂动。当我们感到厌倦时，我们就回到卧室，换一种完全不同的姿势进入梦乡。

同样，我们可以假设，不同类型的禅修中的各种姿势，通过控制体内能量的脉道来改变体内的气并开启脉结，即轮。如此来做就会产生不同的体验。这也是瑜伽各个步骤的基础。有意识地引导体内能量比我们仅靠意念能使瑜伽禅修进展得更容易、更迅速。这也会使我们在修行中克服一些障碍。不会运用气及气在体内运动的知识，意念就会陷入在意念本身的过程中。

生与死都离不开脉道、气和轮。大多数神秘体验以及死后中阴状态中的体验都是开启和闭合脉结点造成的。报导濒临死亡体验之现象的许多著作中都有对人们将死之时见到的各种光和幻觉的描述。根据藏族传统，这些现象都与气的运行有关。脉道与不同的要素有关。在死亡来临这些要素消失期间，由于脉道微弱，释放出来的能量就显现为光和色彩。教法详细论述了哪种色彩的光与哪条脉道的削弱有关、光在体内的位置及与哪种情绪相连。

光如何在将死之人面前显现，存在很大差异，因为它们与觉识中的消极情绪和积极智慧都有关联。普通人在面对死亡时都会有情感体验，处于支配地位的情感决定着展现出来的光和颜色。最初常常只能体验到彩光（以单色为主），但有时也会有这种情况，即：几种颜色都为主色或是多种颜色的结合。随后，光开始形成不同的形象，就像在梦中一样，会出现房子、城堡、坛城①、人、神或其它一切东西。当我们即将逝去时，我们可能会把这类幻相看成轮回的实体。在这种情况下，当我们走向来生时，我们受到对幻相之反应的控制。或者，我们把

① Mandala，坛城，亦称"坛场"或"曼荼罗"。密宗本尊及其眷属聚集的道场。

幻相看成是禅修的体验，这样使我们有机会获得解脱，或至少将有意识地把我们来生的可能性引向积极的方向。

脉道

人体内有多种不同的脉道。通过解剖学研究，我们知道有主脉。从解剖学中，我们了解到血管、淋巴的循环、神经网络等。还有一些脉道，如针灸确定的那些脉道，是气的更物化形式的导管。在梦瑜伽中，我们关注的是更为微妙的精神能量，它们构成我们智慧和消极情绪的基础。传送这个微妙能量的脉道在物质世界中是找不到的，但我们能渐渐感觉到它们。

人身体上共有三条主脉。六个主轮都在主脉的上面或里面。从六个主轮发出三百六十条支脉道，遍及全身。女子身上有三条主脉，分别是身体右侧的红脉、左侧的白脉及蓝色的中央脉道。男子的右脉是白色的，左脉是红色的。三条主脉道在脐下四英寸处交汇。两条侧脉道的直径有铅笔粗，从两侧向上，在脊椎前穿过大脑，盘旋在头顶的颅骨下面，然后在鼻孔处打开。中脉在脊椎前在两条侧脉之间一直上行。其直径如手杖粗细，在心脏部位开始渐渐变宽直达头顶，并在此闭合。

白色脉道（男右女左）是消极情绪的能量经过的脉道，有时也称做"方法脉"。红色脉道（男左女右）是传递积极情绪和智慧能量的脉道。因此，在梦瑜伽修习中，男子要右侧卧睡，女子要左侧卧睡，以便给白色脉道施压，这样，在开启红色智慧脉道时可以轻轻闭合白色脉道。这有助于更好地体验梦，其中包括更积极的情绪体验和更大的明净。

蓝色中脉道是非二元性脉道。"原初觉识"（本觉）的能量就在此脉中移动。梦瑜伽最终会把"觉识"和"气"带到中脉道中。在中脉道中，"本觉"是超越消极的体验和积极的体验的。当发生这种情况时，修持者就会意识到所有明显的二元性的合一。一般说来，当人们有了这些神秘的体验，体验到大乐或空性、明净或"本觉"时，他们的能量就聚集在中脉道里。

气

梦是一个动态的过程，与我们用来比喻的胶片上的静态影像不同，梦中的影像是流动的。它们是活动的，人们在交谈，声音回绕，感觉逼真。梦的内容是由心决定的，但气是梦的活力与动感的基础。"气"在藏语中称作" རླུང་"，字面含义是"风"，但称之为"气息"更为贴切。

气是所有体验及生命的重要能量。在东方，人们修炼瑜伽和进行各种呼吸训练就是为了加强和优化气息以保持身心平衡。西藏密宗的某些教法描述了两种不同的气，即：业气和智气。

业气

业气是业迹的能量基础，业迹是由一切积极的、消极的及既不积极也不消极之行为所造成的。当业迹被适当的次因激活之时，业气给它们注入能量，使它们对心、身和梦产生影响。业气是两侧脉道中积极和消极能量的生命力。

当意念游移、散乱或无法专注时，业气开始活动。例如，当一种情绪出现且内心无法控制之时，业气就会随心所欲到任何地方。我们的专注力会在嗔恚和欲望的驱使下随处游移。

在精神之路上，精神稳定对于内心强壮、稳定和专注是必要的。这样，即便在产生消极情绪时，我们都不会被业气吹进散乱的状态中。在梦瑜伽中，一旦我们有能力去做清醒的梦，我们一定要表现得十分淡定，使由业气游移而产生的梦得以稳定并被控制。在进行修行之前，梦者有时能控制住梦，有时会被梦所控制。

尽管一些西方心理学家认为，梦者不应该控制梦，但根据西藏教法的说法，这个观点是错误的。对于清醒而又有意识的梦者来说，控制梦要比被梦左右好。思想亦是如此，对思想家而言，控制思想要好于思想被控制。

三种业气

关于西藏瑜伽的经文描述了三种业气：软气、粗气和中气。软气指的是功德智气，该气在红色智慧脉道中移动。粗气指的是消极情绪的气，在白色脉道中运行。在这个分类中，功德智气和情绪气都是业气。

中气，正如它的名字所示，既不是有功德的，也不是无功德的。但是，它仍然是弥漫在体内的业气。中气体验引领修持者体验自然的本初气。本初气不是业气，而是留住在中央脉道的非二元精气能量。

智气

智气不是业气。不可与上述的功德智气混为一谈。

在体验的第一步，在反应出现之前，只有纯粹的知觉。介入这个纯粹体验的气是本初智气。这种能量是早于或免于贪取或嗔恚之体验的基础。这种纯粹的体验不会留下一丝痕迹，也不是做梦的原因。智气在中央脉道移动，是精气。这一时刻非常短暂，是我们通常意识不到的纯粹经历的一瞬间。这是我们对这一时刻、对欲取和嗔恚的反应，我们视之为我们的体验。

气的运行

藏族上师隆钦巴[①]在一篇文章中说，每一天气息运行二万一千六百次。不论是否有文字依据，这句话表明一天之中有大量的气和思维活动。

气息平衡

这是一个人人都能做到的平衡气息的简单练习。男子用左手无名指按住左鼻孔，用右鼻孔使劲呼气，想像着所有压力和消极情绪随着呼气排出体外。然后，用右手无名指按住右鼻孔，用左鼻孔轻轻地、缓慢地深吸气。吸气后，暂时屏住呼吸，让所有气弥散全身。然后，轻轻呼气，保持平静状态。

女子练习的顺序要颠倒过来。用右手无名指按住右鼻孔，

---

① ཀློང་ཆེན་རབ་འབྱམས་པ། 隆钦饶绛巴，亦称"隆钦巴"（公元 1308 年～1364 年），藏传佛教宁玛派著名高僧、宁玛派大圆满派开派祖师。

用左鼻孔使劲呼气，使肺内空气排空。然后，用左手无名指按住左鼻孔，用右鼻孔轻轻地深吸气，吸进静智气，保持弥散全身的平静。之后，轻轻地呼气，保持平静状态。

反复做这一动作将会平衡你的精气。粗俗的情绪气从白色脉道呼出，大乐智气从红色脉道吸入，让中气弥散全身，然后入定。

气与意念

所有梦境都与六道中的一个或多个有关。意念与道在能量上的联系是通过体内具体位置建立起来的。怎么可能呢？我们说，觉识是无形、无色、无时段，无法触摸的。它怎么会与位置联系起来呢？重要的意念没有这类特征，但在觉识中生成的特质则受到体验之现象的影响。

我们可为自己探究一下这个问题。去一个静谧的地方、一座妙音和香烟缭绕的寺院，或者去一个瀑布潺潺的绿色岩窟。进入这样一个地方就仿佛得到了庇护。这种体验质量会受到影响，因为客观环境影响觉识的状态。消极的影响亦是如此。当我们参观曾经发生过暴行的场所时，我们就会变得心神不定。我们会说，这个地方有"坏能量"。

我们的体内的情况亦是如此。当我们谈到把意念带到"轮"处，如心轮时，我们是什么意思呢？让意念停在某处寓意何在？意念不是可以定位的东西，在这个意义上，它不可能置于一个小地方。当我们把意念"放"在某个地方时，我们是在置放我们的专注力。我们是在意念中创造一些形象或者把专注力引向一个感觉器官。当我们把意念放在某个东西上时，被关注的东西就影响了我们的觉识质量，同时，体内会发生相应的变化。

这一原理构成了康复训练的基础，康复训练就是运用精神形象开展的。观修引发了我们体内的变化。西方的研究说明了这一陈述的真谛。西药正在运用观修之力来治疗各种疑难杂症，甚至包括癌症。苯教的医疗传统经常运用对自然界要素（火、水和风）的观修。苯教信徒一般不会说出病症，他们总是试图净化意念、消极情绪和业迹的基本状况。这些都被视为致病的元凶。

例如，为治疗某种疾病，我们可以观修烈火。我们观修红色三角形，尽量想像并体验热，想像着火山喷发出来的热气宛如一波一波的火焰在体内移动。我们可以进行一个特别的呼吸训练以产生更多的热量。用这种方式，我们运用意念和形象来影响身体、情绪和能量。尽管我们没有改变外部世界，效果还是产生了。正如西方医学可以用放射治疗试图烧死癌细胞一样，我们用内火来烧掉业迹。为了使修习更为有效，目的也必须清晰明了。这不是一个简单的机械性的过程，而是运用对业、意念和气的理解来帮助治疗。这种修习有利于解决病根而不是治愈症状，而且没有副作用。当然，如有可能，吃西药也有好处。不要拘泥于某一个特定的体系，只要体系好就姑且用之。

轮

在梦修行中，我们把专注力引向体内的不同部分：喉轮、眉轮、心轮、生殖器后的私轮。轮是能量轮，是能量相连的交汇点。能量脉道交汇在体内的特殊位置。脉道的汇合点形成了能量模式，即轮。主轮是众多脉道的交汇点。

有的轮被画成开合的莲花状，有的轮被画成一定数目的莲瓣和某种颜色，但轮并不真像画成的那样。这类形象就像地图一样象征性地支持了意念。我们用这种意念把专注力集中在轮存在的能量图上。一开始，轮是通过修习、通过不同修持者的意识才被发现的。当这些修持者最初体验到轮时，他们无法用语言向那些没有相同体验的人描述他们的发现。例如，莲花的各种形象表明轮周围的能量就像花的开合一样扩展和收缩。它们可以被用做视觉比喻，他人也可以与其建立联系。轮与轮存有差异，不同颜色代表着这些差异。数目不等的莲瓣代表不同的禅修体验及不同的轮内能量的复杂性。这些可视的比喻物成了用来描述体内能量中心体验的一种语言。当初修者观想体内某一正确位置莲瓣的正确颜色和数量时，意念之力就会影响那个特定的能量点。如果这种情况发生了，我们就会说，意念与气在轮内得到了统一。

瞎马与瘸骑士

夜晚，当我们睡觉时，我们通常不会意识到正在发生的事情。我们只是感觉疲惫，然后，闭上双眼，进入梦乡。我们可能对睡眠有一些了解，如大脑中的血液及荷尔蒙等。但是，睡眠的实际过程始终是个尚未解开的谜。

西藏传统用意念与气的一个比喻来解释睡眠过程。气常常被比喻成一匹瞎马，意念被比喻成无法行走之人。他们分开时都很无助，但是他们在一起就形成了一个功能性的组合。当马和骑者在一起时，他们开始奔跑，通常无法控制前往的方向。我们能从自身的经历了解到这一点。我们通过专注一处的办法把意念"放"进轮中。而让意念一直保持在一处绝非易事，意念总在游移，我们的专注也总在游移。通常，在轮回众生的内心中，马和骑者是在盲目地奔跑穿过六大觉识之一和六种消极情绪状态之一。

例如，在睡觉时，我们对感知世界的觉识消失了。意念在业气之瞎马的背上被带来带去，直到它留住在某一个轮上，在这个轮上，意念受到一个特定觉识的影响。或许，你和你的伴侣发生了争执，而那种情况（次因）激活了与心轮相连的业迹，这就把你的意念拉回到体内的那个位置。意念与气随后的活动显现在梦的特定的形象和故事中。

意念并非可以被随意赶到这个或那个轮上，而是被拉到体内需要专注和治疗之处和生活状态中。在这个例子中，仿佛心轮是在请求帮助。令人不安的业迹就会因显现在梦中而精疲力竭从而得到治愈。然而，如果显现发生时梦者没有处于专注的中心位置并尚无觉识，那么，对纷繁痕迹的反应就会被习惯性业的趋向所支配，就会生成更多的业种。

我们用计算机做一类比。轮好比不同的文件夹。点击"气与意念"词库，然后打开心轮的文件夹。文件夹里的信息是与心轮相连的业迹，这一信息出现在觉识的屏幕上。这与梦的展现如出一辙。

或许，梦中的情境会引发另一种回应，即：为另一种情绪注入了能量。此时，梦变成了使另一业迹展现的次因。现在，意念向下到达脐上，进入了另一个体验的道中。梦的性质发生了变化。你不会再生妒忌之心。相反，你走在一条有路标的大街上或一个昏暗的地方，你迷失了方向。你想去某个地方，但却找不到路。你正在畜生道中，该道与无明相关。

从根本上说，梦的内容就是这样形成的。意念与气被拉到体内不同的轮上。受到相关业迹的影响，各种体验都在意念中生成，构成了梦的特征和内容。我们可以用这种理解分别看待梦，应注意到，情绪和道与梦相关。每个梦都为我们治疗和精神修习提供了良好的机会，意识到这一点也是大有裨益的。

终究，我们希望使意念和气稳定在中央脉道中，而不是任意念拉到某一个特定的轮中。中央脉道是气体验的能量基础。我们在梦瑜伽中所做的修习旨在把意念与气带到中央脉道。当这一切发生时，我们就会保持清醒的觉识和十分地专注。在中央脉道中所做的梦不会受到消极情绪的强烈影响。这个平衡的情境可以显现出对梦的认识和梦的清净。

4. 概述：梦的产生

在获得圆满之前，人们的真实本性被生成概念化心智之根本无明所障。身陷二元论的幻相之中，概念化心智把体验的完整统一性分为概念化的实体，然后认同这些心理投射，仿佛它们原本就作为独立的人和物存在一样。重要的二元论把体验分为自我和他我。由于只是对单方面体验（自我）的认同，人们就产生了偏爱，由此产生嗔恚和贪欲。嗔恚和贪欲构成了身体和精神行为的基础。这些行为（业）在人的意念中留下痕迹，成为被支配控制的倾向，这就导致了更多的贪欲和嗔恚的产生，而这又引发了新的业迹等。这就是业自行的周而复始的循环。

在睡眠中，意念退出了感知世界。业迹当时受到次因的刺激，因为它们的显现具有一种力量或能量，即气。如同比喻中的马和骑者一样，意念"骑着"业气到达身体的能量中心，而这个能量中心与被激活的业迹相连。这就是说，意识集中在一个特定的轮上。

在意念、能量与意义的相互作用中，意识受到启发并受到业迹及与道有关之特性的影响。业气是梦的能量，是重要的力量。当意念把业迹具体的表现形式，如色彩、光、情绪和形象编成一个有意义的故事，那就是梦。这就是导致轮回梦出现的过程。

5. 来自《母续》的形象

在大圆满教法中，问题的焦点在于我们是否认识到自己的真本性及是否理解那个本性的表现显现就是体验。梦是我们自己内心的反应。众佛获得圆满后才明白轮回中的万物万体都是虚幻的。在醒来之后，我们很容易相信这一点。在睡梦中认识到梦的虚幻本性需要修习。同样，我们必须通过修行来认识清醒生活的虚幻本质。对梦的形成有一些了解后，就能更容易地理解"幻相"和"缺乏宿业"之含义。另外，更为重要的是，我们更能轻而易举地把这种理解运用到我们的体验中。经验产生的过程是一样的，不论我们在做梦还是醒着。世界、上师和教法及我们修习的结果均是梦。只要我们得到解脱进入纯本觉中，才会产生梦的间断。在这之前，我们会继续在梦中和身体方面梦到自己，梦到我们的生活。

不知道如何运用思想就意味着被思想所控制。同时也意味着思想被引入觉识之中，并被用于积极的目的和功德之业或获得解脱进入自身的空性中。在道中，思想就是这样被运用的。以同样的方式，我们可以把愚痴、苦难和各种经验带入道中。

31

但要想这么做，我们就必须明白万物皆空。当我们这样做的时候，生命的每一时刻都是自由的，所有的体验都是精神上的修习。所有的声音都是咒语，所有的形式都是纯粹的空性，而所有的苦难都是教法。"再生入道"的含义即是如此。

嗔怒并没有客观基础，不过像梦一样是心的反应。当直接了悟到这一点时，嗔怒之结便会打开，不再结缠在一起。当认识到我们害怕的蛇不过是我们错看的绳子时，它的外表形成的力量就会消失。理解到外表是空虚的幻相会使我们认识到意念与体验是一体的。

藏语中有一词汇"ﾩﾭ·ﾏﾰ"，可译为"自发的完美"，其意为"没有造物者"。万物就是自己的本样，是自发地从根基生成为空与清净的完美显现。水晶本身并不发光，其自然功能就是反射光。镜子不会专门选择一张脸作为反射物，它的特性是反射所有的东西。当我们理解了一切的生成，包括我们传统的自我感知，也只不过是心的反射后，我们感到了自由。不明白这一点，就仿佛我们把海市蜃楼当做真实存在，把回声当做一种不是自己发出的声音。割裂感是很强烈的，由此，我们就陷入虚幻的二元论之中。

《母续》是苯教经文中最重要的一部经文。它为我们提供了可以思考的实例、明喻和隐喻，能使我们更好地理解梦境与清醒生活中的幻觉本质。

反应是梦在我们自己心里的投射。梦与心智没什么区别，就像一道光线与空中的太阳光毫无区别一样。不了解这一点，我们就会把梦看成真情实况，就像狮子朝着水中倒影中的脸大声咆哮一样。在梦中，天空和群山都是心智。花朵、我们食用的巧克力及他人都是我们的心智反馈回来的东西。

在夜空中，闪电一划而过，刹那间照亮了群山，每座山峰看起来都像是个独立的物体，但我们真正体验到的不过是折射回返进入我们双眼的一道闪电。正是如此，梦中看起来似乎独立的物体实际上是我们心中的一道光，即气光。

宛如一道彩虹，梦境很美，十分诱人。但梦中没有物质，它只是光的展现，取决于观者的看法。若要追逐梦境，我们永远不可触及，因为那里什么都没有。就像彩虹一样，梦是生成幻相之条件的结合。

梦就像月亮一样反射在多种不同的水域上，如池塘、水井和大海，同样它也反射在城中不同的窗户和各种不同的水晶上。没有很多月亮，世上只有一轮月亮，就像梦中的许多物体只具有一个本性一样。

魔术师能把一块石头先变成大象，后变成蛇，再后变成一只老虎。但这些不同的物体都是幻相，宛如梦中的物体是由心智之光生成的一样。

由于次因的影响，我们可能会在沙漠上看到海市蜃楼：一座闪闪发光的城市或湖泊。当我们走近时，我们发现那里空无一物。当我们探究梦中的形象时，它们仿佛是海市蜃楼一般都是无处可循的幻相，是光玩的把戏。

如果我们在有条件产生回音的地方大喊一声，声音就会返回到我们耳中。轻声则返回轻声，怪声怪气返回的也是怪声怪气。我们听到的返回之声就是我们自己发出去的声音，这就像是梦的内容看起来独立于我们，实际上只是返回来心理投射的内容。

这些实例强调缺乏内在体验及体验和体验者的统一。在显宗教法中，我们将之称做"空性"；在密宗教法中，称之为"幻相"；在大圆满教法中，称之为"一相"。自我和客体的体验是一回事。我们自己的显现构成了内外世界。我们分享着同一世界，因为我们共享着同样的集业。如何看待体验的现象，决定着我们体验的类别及对之该做出何等反应。我们相信我们对具有宿业之实体的看法，这一实体是作为人和物而独立存在的。当我们相信某一东西确实存在时，那么，它就真的存在，也具有影响我们的能力。我们创造了需要我们做出回应的世界。

在我们不再存在之时，我们创造的世界就会消失，不再是他人居住的那个世界。我们的感知及我们看待一切事物的方式都随之消失。如果我们让我们的概念化心智消失，那么，决定性的清净就会自动显现。当我们直接了解到在自身和世界上都没有宿业之时，不论是在我们的自我世界之中还是在自我之外的世界中都没有什么根本存在，那么，无论体验生成了什么都不会对我们造成影响。当狮子错把水中倒影看做实物时，它被吓了一跳，咆哮起来。当它明白倒影的虚幻本质时，它就不会做出恐惧的反应。由于缺乏真正的理解，因贪欲和嗔恚，我们会对意念中的虚幻投射做出反应并造了业。当我们明白了真正的空性时，我们就获得了解脱。

教法比喻

《母续》说，普通睡眠的无明就像一个暗室。觉识是灯盏中的火苗。在灯被点燃时，黑暗消失，房内一片光明。

用符号和比喻进行指导是用语言传授精神教法的最有力的方法。但这是人们需要学会以便加以理解的一种语言的使用。我经常发现学生们在理解比喻时遇到困难，因此，我想补充一下如何最好地理解比喻和象征形象。

用语言唤起感官体验在教法中更为有用，它超过对抽象和技术概念的解释。真实体验难以用语言轻易表述出来，但形象被看到而不是通过心智推理时，教法中使用的形象还是极有帮助的。这些比喻将来会体验到的，就像诗歌中的形象一样。需要仔细思考、认真推敲，实际体验并将这些融入体验之中。

例如，当我们听到"火"这个词时，我们并不在意。但思索一下这个词汇，让火的样子从词的字母含义中出来，我们就会看到火并感到热。我们不是从抽象概念里了解的火，因为我们都看到过火苗并感觉过它烧在皮肤上的热量。这个词会引发一种想像中的感官体验。火在我们的想像中燃烧。

如果我们说到"柠檬"这个词，并让这个水果从词的字母含义中出来，我们就会流口水，我们的舌头就会因酸而收缩。提到"巧克力"，我们都会感到甜味。语言是象征性的符号。为了富有含义，它需要调动记忆、感知和想像力。当比喻和符号被用于教法传授时，最好让它们用这种方式影响我们。不要只是想"暗处的火苗"，或者"镜子中的影像"这类的词汇。要用你的感觉器官、身体及想像力去理解。我们必须超越形象，但形象可以指引我们走向正确的方向。

当我们走进一间灯火通明的房间时，我们不去查看灯、灯芯和灯油，我们只是去体验房间的明亮。传授比喻时也要尽量这样做。我们的心智曾被训练过怎样理解抽象概念和逻辑，它们会抓住比喻并分析之。我们对比喻要求过多。我们想知道灯是怎么来到房间的，火苗是怎么被点燃的，风是什么时候开始吹的。我们想知道这是哪种镜子，什么材料做的，镜外要反射的是什么东西。不要这样，要让自己留在形象里，尽量发现隐藏在字里行间的体验。有黑暗，就有点亮的灯。我们都可用身体和感官了解这个体验。光明取代了黑暗。光明是清晰的、无形的、被直接感知的。风起火灭，光明被黑暗取而代之时，我们明白了这是什么感觉。

第二章　梦的类型与用途

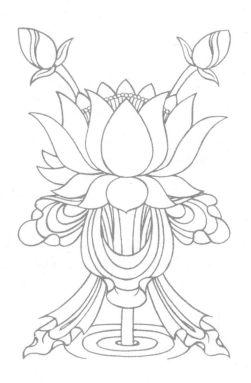

梦瑜伽的目的是获得解脱，我们的意图应该也是获得超越梦境的大圆满。梦还有益于我们日常生活的相应的用途。运用从梦中获得的信息并直接受益于我们在梦中的体验。例如，在西方，用梦治病的方法广为人知。关于艺术家和科学家运用梦的创造性使其工作受益匪浅的记载为数颇多。藏人也以各种方式依赖梦境。本章描述了梦的一些相应用途。

1. 三种梦

梦分为三种。在睡梦瑜伽中，它们形成了一个渐次的过程，但这个渐次不是十分准确。三种梦为：1）普通的轮回梦；2）明觉梦；3）净光梦。前两种梦因其起因不同而存有差异。在这两种梦中，梦者可能是清醒的，也可能并不清醒。在净光梦中存有意识，但并非主客观的二分法。净光梦发生在非二元的意识之中。

普通梦 （源于个人的业迹）	不清醒 清醒
明觉梦 （源于超越个人的业迹）	不清醒 清醒
净光梦 （非二元性）	清醒 （超越主客观二元性）

轮回梦

我们中大多数人在大部分时间里做的都是源于业迹的轮回梦。这些在梦中所发现的含义都是我们赋予它们的，其含义是梦者做出的归结而不是梦本身所固有的。在我们清醒后的生活中，其含义亦是如此。这并不会使有意义的梦变得不重要，而是使我们清醒时的生活含义变得不重要。这一过程犹如阅读一本书，书只是印在纸上的符号而已。但是因为我们给它注入了我们的意思，我们就能从中获得含义。像梦一样，书的意义取决于人们对它的诠释。两个人阅读同一本书，但获得的体验却完全不同。一个人可能会根据字里行间的意义来改变自己的一生，而其友可能会觉得这本书只是有趣，或者觉得索然无味。书还是那本书，但读者赋予词语以含义，而后又把含义读出来。

明觉梦

随着梦瑜伽的修持，梦会变得越来越清晰、越来越详细。绝大部分的梦都会被记住。这是梦者把更大的意识带入梦之状态的结果。超越普通梦境中日益增加的意识是第二种，即明觉梦。当意念和气处于平衡而且梦者能够处于无我状态之时，就会产生明觉梦。与轮回梦不同，在轮回梦中，梦者的意念受到业气的驱使而四处游走。而在明觉梦中，梦者的意念是稳定的。尽管会出现各种形象和信息，但它们不是以个人业迹为基础而是依靠传统自我层次之下的意识直接获得的知识。这类似于白脉中的粗业气（与消极情绪相关）和红脉中智慧气之间的差异。粗业气和智慧气都是业气，其能量都包括在是二元性体验之中，但粗业气比智慧气更纯洁、更真实，同样，明觉梦也比轮回梦更纯净、更真实。在明觉梦中，有些东西仿佛是梦者给予或者发现的。而在轮回梦中，梦者将含义赋予在根本体验的纯净上。

任何人都偶尔会做明觉梦，但在完成修行并稳定之前，这种梦并不常见。对于大多数人而言，所有的梦都是建立在日常生活和情感上的轮回梦。即使我们会梦到教法、我们的上师、我们的修行、佛陀及空行母，但这个梦依然可能还是个轮回梦。如果我们跟随上师修行，那么，我们自然而然会梦到这些东西。做这样的梦是个积极的征兆，因为这意味着我们致力于教法，但是这种做法本身是二元性的，因此也就处于轮回界中。轮回有更好和更差两个方面。全身心地投入到修行和教法中是好事，因为那是通往解脱之路。最好不要把轮回梦误当做明觉梦。

如果我们误认为轮回梦给我们指明了正确的方向，那么，改变我们的日常生活、尽量按照梦的暗示去做就会成为我们生活的全部。这也是我们沉湎于个人喜怒哀乐的一种方式，认为所有的梦都是来自更高一级、更神圣的精神源泉的信息，但事实并非如此。我们应该密切关注梦，逐渐理解哪些梦是外来的，哪些梦是情绪、欲望、恐惧、希望及日常生活中奇思幻想的显现。

净光梦

净光梦是第三类梦。在精神之旅上走了很久的人会做这样的梦。它在中脉的初气中生成。在有关梦瑜伽的教法中经常谈及净光。它表明一种不受梦、思想和形象束缚的状态。还有一种“净光梦”。在这种净光梦中，梦者处于心之本性中。这不是轻而易举就能成就的。修行者在净光梦生成之前一定要非常稳定地处于非二元意识中。对《母续》做出重要注疏的作者坚赞米鲁桑勒①写道，他连续修行了九年才开始做净光梦。

做净光梦之能力的培养与在白天停留在本觉的非二元状态中之能力的培养相似。一开始，本觉和思想似乎是不同的，因此在体验本觉的时候思想无存。一旦有了思想，我们就会产生散乱，失去觉识。但在培养出本觉的稳定性时，思想生成并会马上消逝，对本觉不会产生丝毫的障蔽，修行者处于非二元的

① རྒྱལ་མཚན་མི་ལུ་བསམ་ལེགས། 坚赞米鲁桑勒，人名。

意识之中。这些情境与在仪式中如何学习铃鼓十分相似。一开始，我们一次只能做一个动作。如果我们摇铃，就会忘了击鼓的节奏，反之亦然。当我们稳定时，我们可以同时击鼓摇铃。

净光梦和明觉梦不同。尽管明觉梦从心的深层、相对纯洁的方面生成并由积极的业迹产生，但它仍然发生在二元性中。净光梦尽管源于过去的业迹，但并不引导产生二元体验。修行者不会再组成观察中的主体（该主体与作为客体的梦有关）。修行者也不会成为梦世界中的主体，而会全身心地与非二元觉识融为一体。

三种梦的差异看起来十分微小。轮回梦从个人的业迹和情绪中生成，梦的所有内容是由那些业迹和情绪形成的。明觉梦包括更为客观的知识。这种知识从集体业迹中生成，当不与个人业迹交织时，觉识能够辨识它。那时，觉识不受空间、时间及个人经历的束缚。梦者会遇见真实的人，从真正上师那里接受教法，还能发现对其本人和他人有用的信息。

净光梦不是由梦的内容决定的，它是一种净光梦，因为梦中没有主观的梦者或梦自我，也没有与梦或梦的内容处于二元关系中的自我。尽管梦会生成，但意念的活动绝不会干扰修行者在净光中的稳定。

2. 梦的用途

梦的最大价值体现在精神之旅的境况之中。更为重要的是，它们自身可以用做精神修行，也能提供激励梦者踏上精神之旅的体验。此外，它们还可以成为决定我们的修行是否正确，有多大进步，及应该注意什么的一种方法。

正如我在前言中所讲的故事一样，在传授高级教法时，通常上师会等学生做了一个梦，以表明他（她）已经为接受教法做好了准备。其它梦或许说明学生已完成了某种修行。听完讲述该梦之后，上师可能会决定是否到了该学生继续下一步修行的时候。

同样，如果我们关注梦，我们就可以判定自己修行的成熟程度。有时，在清醒状态下，我们认为自己做得很好。但是在睡梦中，我们就会发现至少在某些方面我们还很困惑或者陷于消极情绪之中。人们不应将其视为令人泄气之事。当心理的不同方面在梦中显现并指出我们该在哪些方面努力以求得进步是件好事。另一方面，当修行变得坚实之时，修行的结果将会在梦中显现并使我们对自己的努力坚信不疑。

梦中体验

梦中的体验是不定的。在梦中，我们可以随心所欲地去做我们清醒时不能做的许多事，包括促进我们成长的特别修行。我们可以治愈心灵的创伤，克服长期无法克服的情绪障碍。我们能清除可能会阻止体内能量循环畅通的能量阻碍物，还通过超越概念上的界限与局限的体验来突破心中的障。

总之，拥有了在梦中保持清醒的能力后才能更好地完成这些任务。在这里仅作为一种可能性而提及之。在有关修行一章中会有有关一旦清醒我们该怎么办的更为详细的论述。

指导和指导方针

大多数藏人，从高级宗教大师到普通民众，都认为梦是最深奥的精神知识及日常生活指南的潜在源泉。梦可以被用来诊病、暗示是否需要进行净化修行、是否需要关注与神灵与保护神的关系。梦的这类用途被视为迷信，但从更深的层次上来看，梦描绘了梦者的状态及他（她）与不同能量之间的关系状况。在东方，人们承认这些能量，并把它们视为护法神和保护神及人的生理及内在的精神状况。在西方，这些能量被理解为早期疾病或有深层根源的综合证候或典型特征。

一些藏人终生都在研究梦，他们把梦看做与深层次的自我及与其它外部世界进行交流的主要形式。我的母亲就是最佳一例。她是一个修行者，是一位慈爱善良的妇女。当我们一家人聚在一起吃早饭时，她给全家人讲她的梦，特别是与她的保护神纳塔噶波①有关的梦。

纳塔噶波是西藏北部霍尔②部（我的母亲在那里长大）的保护神。尽管纳塔噶波的修行在整个西藏众所周知，但他主要在我母亲生活的村子及其周边地区受到敬拜。我的母亲按他的修法进行修行，但我父亲不照此修行。他还经常在母亲讲述其梦时嘲笑她。

我清楚地记得母亲讲过的一个梦。梦中纳塔噶波来到她的面前。像往常一样，纳塔噶波身着白袍，耳戴海螺耳环，披着长发。这次他显得非常愤怒。他迈进门来，狠狠地把一个小口袋扔到地上说："我一直告诉你要照顾好自己，但你并没有做好!"他直视母亲的眼睛，然后就消失了。

直到早晨，母亲还不能确定那个梦的含义。但在下午，一个经常在我家干活的女子想偷我们的钱。她把钱夹在衣服下面。但当她从母亲面前走过时，钱掉了出来。钱装在一个包里，而那个包与母亲在梦中所见的一模一样。母亲拾起那个包，里面装的就是差点被偷走的我们家的全部积蓄。母亲认为这件事是其保护神对她实施部分保护的举措，她确信是纳塔噶波让那个包掉在地上的。

纳塔噶波在母亲的一生中总是以同样的形式出现在她的梦里。尽管他给她传递的信息不同，但一般说来都是旨在以某种方式帮助她、保护她和指引她的梦。

十岁之前我一直就读于一所基督教学校。后来，父母把我接了出来。我进入梅里寺③。其中的一位名叫根·僧图④的僧人有时会给我讲他的梦。有些我记得非常清楚，因为它们与我

---

① ཐ་ནག་དཀར་པོ། 纳塔噶波，藏文音译，护法神名。
② ཧོར། 霍尔，藏文音译，古代民族名称。不同时期所指不同。在清代，霍尔指青海地区的三十九族。多指吐蕃北部地区的游牧民族。
③ མེ་རི། 梅里寺，藏文音译，寺院名。
④ རྒན་སེང་ཕྱུག 根·僧图，藏文音译，人名。

母亲的梦非常相似。他经常梦到西佩嘉姆①，她是苯教最重要、获得圆满的最古老保护神之一。藏传佛教其它教派也修习西佩嘉姆的修法。布达拉宫的一间房间里立有她的神龛。僧图所做的有关西佩嘉姆的梦指引着他的生活和修行。

我们在寺庙和禅房的壁画上常可看到凶相的西佩嘉姆，但在他的梦中并非如此。他看到的是一位年迈的、头发灰白、身体佝偻、拄着拐杖的世俗女性。僧图总是在一片浩瀚的沙漠中见到西佩嘉姆。沙漠上只有她的帐篷，别无他人。僧图能解读她的表情，是高兴还是难过。或者从她移动的方式判断她是否生气。以这种方式解读她，他就会多多少少了解如何解决修行中的障或改变生活中的一些东西，让其朝着正确的方向。这就是她如何通过他的梦来引导他。他通过梦与她保持着密切的联系。在他的一生中，她总是以同样的方式在他面前显现。他和她的体验是明觉梦的一个范例。

当时我还是个孩子，但我能清楚地记得，一天在听这个僧人讲述他的一个梦时，我突然觉得他仿佛是一个身在异地的朋友，这使我大为震惊。我认为能在梦中与一些朋友嬉戏相当不错，因为白天学习强度大，老师又十分严格，我没有太多的时间玩耍。这是我当时的想法。所以，你看，我们对梦和梦瑜伽的理解以及我们修行的动机会随着我们的成长愈发深刻、愈发成熟。

占卜

因禅修十分稳定，所以许多禅修大师能够用明觉梦进行占卜。要做到这一点，梦者必须能够从形成梦的大部分个人业迹中得到自我解脱。否则，信息就不是从梦中获得而是反射到梦里的，这通常与轮回梦的情况如出一辙。在苯教中，梦的使用被认为是萨满②占卜的几种方法之一，在藏人中亦非常常见。

---

① ཕྱིད་པའི་རྒྱལ་མོ།　西佩嘉姆，藏文音译，护法神名。

② Shaman，萨满，音译，亦称"萨满祭司"。跳神作法的巫师。

弟子经常会就一项任务请求上师指导，或请求上师对除障进行指导。上师常常会求助于梦为弟子找到答案。

例如，我在西藏时就遇到了一位叫卡却旺姆①的已经获得圆满的藏族妇女。她非常强壮，是位"伏藏师"②。她曾发现过许多秘密教法。我向她问究我的未来及类似我将遇障这样的普通问题。我请她为我做个明觉梦。

在这种情况下，常见的做法是：梦者向求梦者要一件他（她）的东西。我给了她一件我身上穿的内衫。从能量上看，这个内衫代表我。她通过凝视它就能和我建立联系。那天晚上，她把我的内衫放在她的枕头底下，然后就进入梦乡，做了一个明觉梦。早晨，她给我做了长时间的解释，涉及我未来生活中发生的事情，我该避免的事情及我该做的事情。这种指点清晰明了，大有裨益。

有时学生会问，能告知我们未来之事的梦是否表明未来已经注定。在藏族传统中，我们认为情况并非如此。所有能够发生之事的根源都已显现，就在现在。因为过去的结果就是未来情况的种子。未来任何一种情况的主要原因都可以在已经发生的事情中找到答案。但业种显现的次要原因却不固定，是依环境而定的。这就是修行为什么是有效的、疾病为什么可以治愈的原因。否则的话，任何尝试都是没有意义的，因为什么都不会更改。假如我们做了一个有关明天的梦，明天到了，发生的一切都如梦中一样，但这也并非意味着未来是固定的，是不能更改的，这只是说明我们并没有去更改而已。

想像有一个带着强烈情绪的业迹。那是某个特殊情境发生的主要原因，而且就要实现了。也就是说，我们的生活可能会提供主要原因显现所必需的次要原因。在有关未来的梦中，因业已存在，日渐成熟即将显现的业迹决定了梦，其结果就是，梦是对众结果的一种想像。这就像我们进了一间厨房，厨房里

---

① ཀ་ཁལ་སྒྲུད་དབང་མོ། 卡却旺姆，藏文音译，人名。
② གཏེར་སྟོན། 伏藏师。从秘密法库中取出经典者或发现和掘出伏藏的宗教徒。

有位厨艺精湛的意大利厨师，厨房里飘散着调料和正在烹饪的食物的香味，桌子上摆放着做菜用的作料。我们几乎可以想像出正在准备的是什么晚餐，几乎可以看到那个情境的结果。这就像梦一样。我们可能不会完全精确，但我们会大部分精确。那么，在我们吃晚餐的时候，晚餐就会与我们的期望值重合，不一致的部分就会变得模糊。这就是我们期待的晚餐，尽管与我们期待的晚餐不尽相同。

从儿时起我就记得有这样一例。那天是印度灯火节①，在传统上是用爆竹庆祝的。我和我的朋友们没钱买爆竹，因此，我们就寻找点燃后没有响的爆竹。我们把它们堆放在一起，想将它们再次点燃。我当时很小，四五岁的样子。其中有一个爆竹有点湿，我就把它放在了燃煤上。我闭上双眼，吹那个爆竹。当然，爆竹炸响了。好一会儿，除了眼前的金星我什么都看不见了。就在那时，我猛然记起头天晚上做的梦。眼前发生的事与梦中的完全一样，整个过程一模一样。当然，如果我在事前而不是事后想起来那个梦会更有帮助！这样的情况很多。在这种情况中，未来情境的因被编入关乎未来的梦中。这个梦有可能被揭示，但也可能不都被揭示。

有时在梦中是可以知道影响他人的因的。我在西藏时，我的上师丹增纳达②做了一个梦，然后，他告诉我要进行与一位神灵（护法神之一）有关的特殊修行非常重要。在每天的旅途中，我开始进行很多小时的修行，尽量去影响他在梦中见到的任何东西。他做梦几天后，我乘坐一辆卡车行驶在群山之中的小路上。西藏地区的司机胆子很大，游牧民族毫不畏惧死亡。我们30个人和许多沉重的行李都挤在这辆大卡车里，此时，车因爆胎而发生了侧翻。

从车里爬出来，我往下张望并没有感到特别害怕。但是后来，我看到是一个小石头卡住了卡车，才使卡车没有滑落到下

---

① Diwali，灯火节。指在印度10月末举行的灯火节。
② བསྟན་འཛིན་རྣམ་དག། 丹增纳达，藏文音译。人名。

面的山谷里。谷底如此之深，从山边扔下去的石头似乎要用很长时间才能掉到底。我的心开始在胸中怦怦直跳。当时，我感到了恐惧，意识到那块小小的石头就是站在我们与死亡之间的全部，也正是它使我的此生没有结束。

当我看到这种情况时，我就想，"这就对了。这就是我要修护法神的原因"。这正是我的上师在梦中看到的，那也是他告诉我要修行的原因。梦可能不是非常具体的，但它总能通过感觉和梦中形象传达将要发生和需要补救的一些事情。这是我们从研究自己的梦所获得的益处之一。

梦中教法

在藏族传统修行者中有很多在梦里接受教法的实例。梦常常是连续性的，每晚的梦都接续前一晚的梦，用这种方式传达完整而详细的教法，直到达到精准、适当的圆满点。梦就结束在该点上。众多卷的教法就是这样被"发现"的，其中包括藏人几百年一直进行的修法，这就是我们所说的"心藏"。

可以想像一下，你进入一个洞穴，发现了深藏其中的一卷教法。这是在物质空间中的发现物。心藏是在意识中而不是在物质世界中发现的。上师们均以在明觉梦中和清醒时发现这些宝藏而闻名。为了在梦中接受这些教法，修行者必须培养某种能力，如，能够在意识中保持稳定而无需认定习惯性的自我。只有那些没有被业迹和轮回梦所遮蔽的修行者，才能触及意识自身所固有的智慧。

梦中发现的真正教法并非来自心智。不像到图书馆查阅资料、进行研究，然后，像学者所做的那样，用心智收集和综合信息写出一本书来。尽管众多好的教法出自心智，但是它们不被视为心藏。佛的智慧是自生的，是从意识的深处生成的，它本身是完整的。这并不是说心藏教法与现存教法不同，因为它们是同一的。此外，在不同的文化和不同的历史阶段都能找到这些教法。尽管它们互不相通，但它们是相近的。历史学家试图从时间的角度追溯一个教法的渊源，以便说明它是如何受相似教法之影响及它们之间的历史联系发生在何处等，而且他们经常会发现这种联系。但是最根本的事实是，这些教法是人类在发展中达到某一个高度时自发生成的。在任何文化最终达到的根本智慧中，这些教法都是固有的。它们不仅是佛教教法或者苯教教法，而且也是全人类的教法。

如果我们因帮助他人而积业，那么，来自梦的教法就会利益他人。例如，如果我们与一个世系有业，那么，梦中发现的教法就对我们自己的修行尤为有利，或许是消除一个具体障的具体修正。

3. 断修①的发现

许多上师都把梦当做重要的智慧之门。通过这扇智慧之门，他们发现了教法，与在时空上相距甚远的上师们建立起联系并培养起帮助他人的能力。东迥图钦②的故事展示了一切。东迥图钦是苯教大师，据说生活在公元 8 世纪。在一系列的梦中，他发现了苯教的断修，这是一种修施舍、断灭执的幻相修习。

在六岁时，东迥图钦就已经谙熟教法。十岁时，他进行了长期闭关并取得了非凡的梦的体验。在这些梦中，他发现了教法、遇到其他上师并从他们那里获得教法。一次，正当他在闭关静修瓦尔赛③（苯教重要密宗神灵之一）时，他被上师召去。于是，他离开了闭关之地，去了其上师的一位施主的房子里。他在房内入睡，做了一个不可思议的梦。

---

① ཆད། 断，亦称"断灭"或"断行"，斩断之意。能断除懈怠、忘念等修定五障之对治心。

② རྨང་འབྱུང་མཁུ་ཆེན། 东迥图钦，藏文音译，人名。

③ དཔལ་གསས། 瓦尔赛，藏文音译。苯教重要密宗神灵名。

49

在梦中，一位美女领他穿过陌生的场景来到一个大尸林①。地上躺着许多尸体，尸体中央有一顶装饰华丽、鲜花环绕的白色大帐篷。在帐篷中央，一位棕色女人坐在一个巨大的宝座上。她身穿白衣，头发上装饰着绿松石和黄金。她的四周是许多美丽的空行母②，她们讲着不同国家的语言。东迥图钦意识到她们来自遥远的地方。

那位棕色的空行母离开宝座，把一个内盛鲜血和肉的颅器拿到东迥图钦的面前，并喂他食用。她一边喂他，一边告诉他要把这些供品当做洁净的供品接受。她还告诉他，她和其他的空行母要为他举行一个重要的灌顶③仪轨。

随后，她说："愿你在佛母面前获得证悟。我是西佩嘉姆，是苯教教法的持有者，是住棕母。这个灌顶和教法是典型的根本《母续》。我给你灌顶，这样你就能给他人灌顶并教授佛法。"东迥图钦被引领到一个高高的法座上。西佩嘉姆给他一顶法帽、一件灌顶服及一些礼器。随后，她让他给聚集在他周围的空行母们灌顶，这让他大吃一惊。

东迥图钦说："哦，不行！我不会灌顶。我不知道如何灌顶。这让我太不好意思了！"

西佩嘉姆安慰他说："别担心。你是一位大师，是由象雄和西藏的三十位上师灌的顶。你有能力给我们灌顶。"

东迥图钦反驳道："我不知道在灌顶时如何吟诵祷文。"

西佩嘉姆说："我会帮助你，所有的护法神都会给你力量。没什么可怕的。请灌顶吧。"

就在那一刻，帐篷里的肉和血都变成了奶油、糖及各种食

---

① cemetery，亦称"寒林"或"弃尸处"。曾抛四具死尸以上的地方。佛书所说共有八大弃尸处：1）东方暴虐寒林；2）南方骨锁寒林；3）西方金刚焰寒林；4）北方密丛寒林；5）东南方吉祥寒林；6）西南方幽暗寒林；7）西北方啾啾寒林；8）东北方狂笑寒林。

② ཨ་ཁ་འ་གྲོ་མ། Dakini，空行母，藏文音译"堪卓玛"。证得殊胜成就的瑜伽母。藏传佛教中代表智慧和力量的飞行女神。

③ Abhiseka，灌顶，亦称"洗礼"。修习密法必须经历的一种宗教入门仪式。密乘以瓶水淋灌顶上表示移置种子的仪式。

物，还有药品和鲜花。空行母们向他抛去鲜花。突然，他意识到，他真的知道如何进行《母续》灌顶了，他的确做到了。

后来，所有的空行母向他表示谢意。西佩嘉姆说："五年后，来自八大尸林的空行母会像许多上师一样聚集在一起。如果你来，我们会教你更多的《母续》教法。"然后，空行母们与他相互道别。西佩嘉姆告诉他，他也得离开那里。一位红色空行母在一块肩帔上写下代表示"风"的字符（ঌ），而后，她把肩帔在空中挥了挥，然后，她让他用右脚触碰一下哈达。他刚一触碰肩帔就返回原身并意识到自己正在睡眠中。

他睡了一个长觉，人们以为他已经死了。在他最终醒来时，他的大师问他为什么睡了那么久。他向大师讲述了那个梦。大师说这太好了，同时也告诫他要保守秘密，免得生障。大师告诉东迥图钦，将来有一天他自己会成为上师，并为他灌顶使之能为未来的教法加持。

第二年，东迥图钦正在闭关。一天晚上，三位空行母前来拜访他。她们身披绿色肩帔，用肩帔碰触他的脚。就在她们这样做的时候，他瞬间失去知觉，而后在梦中醒来。

他看见洞口朝东的三个洞穴，洞前有一个美丽的湖泊。他走进了中间那个洞。洞里布满鲜花，异常美丽。他遇到三位上师，每人身着不同的密宗灌顶服。可爱的空行母们簇拥在他们周围，弹奏乐器，翩翩起舞，进行供奉、祈祷并举行其它宗教活动。

三位上师给他灌顶使他醒来恢复到自然状态，让他想起过去的生活，让他能够成功地传授断修。中间的一位上师起身说道："你已经掌握了所有的神圣教法，接受了灌顶，而且我们为你加持使你有能力传授教法。"

而后，坐在右侧的上师起身说道："我们已经把所有的一般教法、用来斩断自我的因明学①、用心智摆脱惑的方法及断

---

① logic，因明学，亦称"理学""因明学""正理学"或"逻辑学"。研究思维的形式或规律的学科。藏传因明有三种译法，为"量学""逻辑学"和"因类学"。大五明之一。

修都介绍给你了。我们为你灌顶，这样你就能传授这些教法，使之得以延续。"

坐在左侧的上师起身说："我要向你传授西藏和象雄大师心中的神圣密宗教法。我们通过这些教法给你灌顶加持以便你能帮助他人。"

三位大师均是苯教非常重要的上师，大约生活在公元7世纪末，比东迥图钦出生早五百年。

后来，东迥图钦的大师去世后，东迥图钦回到了他的大师生活过的那个小村庄。在那里，他为人们举行各种仪式，进行修行。他在禅修和闭关期间曾无数次在幻相中接受众多大师的拜访。他曾有过看透身体内部的体验，脉道和能量像晶莹的水晶一样显现。有很多次，在行走时，他脚不沾地，甚至能运用体内的气行走如飞。

四年多过去了。他在梦中遇到过的棕色空行母（西佩嘉姆的化身）曾经告诉他五年后他们会再次相会。这一时刻已经到来了。一天，他正在一个洞中小憩，在梦中他向所有的大师祈祷。醒来时，他看到天空异常明净。一阵微风袭来，两位空行母驾云飘至他面前，告诉他，他应该陪伴她们。

他和她们一起来到空行母的聚集地。她们就是五年前他在梦中见到的来自许多地方的那些空行母。他接受了断修的传承和阐释及《母续》。空行母们预言，在将来的某一时刻，菩萨和十二位受过加持的大师会出现。那时，东迥图钦将会传授教法。所有的空行母都承诺在其传法时会助他一臂之力。一个说要充当教法的保护神，一个说要为教法加持，另一个说要保护教法不被扭曲和谬解。西佩嘉姆也承诺充当教法的保护神。在场的每位空行母都告诉他在帮助他传法时所承担的具体责任。她们还告诉他教法要像光线一样朝着十个方向传播，遍及世界各地。这个预言非常重要，它鼓舞了今天修行的人们，因为我们知道这些教法会在全世界传播开来。

东迥图钦的梦是明净梦的典范。在梦中，他接受了一个精准的信息，该信息指明他将会做一个重要的梦。他接受教法和灌顶，得到空行母和其他大师的帮助，在他生命的初期，他虽获得圆满，但是直到他自己作为上师的全部潜能在梦中被揭示出来之后，他才了解自己的潜能。通过梦中加持，他领悟到意识的方方面面并与他过去生活中习得和培养的自我重新建立起联系。终其一生，他不断在梦中成长、接受教法、与大师与空行母会面。

我们人人都可以像东迥图钦那样。作为修行者，我们会发现我们在梦中度过的那部分生活会继续下去。这对我们的精神之旅是十分宝贵的，因为梦成为具体过程的一部分，这一过程将会把我们与深层的自我重新联系起来，使我们的精神成长日臻成熟。

4. 两个层次的修行

多年前的一个夜晚，我梦见自己嘴中有一条蛇。我把它拽出来，发现它已经死了。这是一件令人不快的事情。救护车开到我的房前，医护人员告诉我那是条毒蛇，我即将身亡。我说，好吧。他们就把我送到了医院。

我很害怕，告诉他们我希望在死前看一下大圆满上师塔比日擦①的雕像。医护人员不知道他是谁，但是还是答应了并告诉我要等一下再死，这使我宽慰不少。但是他们很快就把雕像拿来了，这使我大吃一惊。我想推延死亡的借口没有多久就不灵了。于是，我又告诉他们没有死亡之事，此时，这种信念是我的精神支柱。而就在我说这番话的瞬间，我醒了，心急速地怦怦直跳。

做这个梦时正值新年除夕。第二天我就要从休斯敦飞往罗马。做完梦后，我感到很不舒服。我想或许我该认真对待这个梦，取消我的旅行计划。我想听听我的上师的忠告，于是我又

---

① Tapihritsa，塔比日擦。人名。

入睡了。在净光梦中，我来到尼泊尔上师所在之地，告诉他那个令人心烦意乱的梦。

当时，休斯敦正在遭受水灾。我的上师为我释梦。他说，我代表金翅鸟①，它的力量超过龙神（蛇样水中精灵）。上师说，那个梦的意思是，金翅鸟战胜了引发这场水灾的水中精灵。这样的解释让我感觉好多了。第二天，我按计划去了罗马。这是用净光梦解决实际问题、做出抉择的一个例子。

或许，这一切听起来有些怪异或不可思议，但是它真正的一点是使意念更加灵活自在、直刺束缚心灵的界限。更加灵活自在就可以使我们更从容地接受生成的一切，而不会受到期待和欲望的影响。甚至当我们还受嗔与取的限制时，这种精神修行会使我们的日常生活受益匪浅。

如果我真的生活在没有死亡、没人会死的认识中，那么，我就不会因梦感到焦虑去寻求释梦了。我们渴望释梦是基于我们怀有希望和恐惧。我们希望知道要避开什么、要促成什么。我们需要理解来改变一些事情。当意识到你的真实本性，你就不会寻求意义，因为谁会做这种寻求呢？你既然已超越希望与恐惧，那么，梦的意义就无足轻重了。你只需全面体验现时显现的一切，这样，任何梦都不会引起焦虑。

梦瑜伽伴随着我们的整个人生，适用于我们体验的方方面面。这可能会引发最崇高的哲学观点与一些教义之间的冲突。一方面，观点是无限的，而适用于非二元论、非传统现实的教义认为，没有什么可以获取，寻求就是丢失，努力会使人偏离自我的真实本性。但有一些修法和教法从二元论的角度及希望和恐惧的角度才有意义。要对释梦、安抚一方护法神及完成一生的修行方面给予指导。劝诫学生要勤奋修行、保持意念集中。这听起来仿佛是一方面告诉我们没有什么需要获得，一方面又告诉我们必须努力。

---

① Garuda，金翅鸟，亦称"凤""大鹏鸟"或"妙翅鸟"。佛经中所谓天龙八部之一。其形象经常出现在佛像的背光上。

有时，在这一点上产生的困惑会使修行者对修行产生困惑。他们会提出这样的问题："如果终极现实是无差别的空性，如果只能在这个空性中得到解脱，那么，我为什么还要进行旨在取得相对结果的修行呢？"答案非常简单，因为我们生活在一个二元的、相对的世界中，我们进行的修行在这个世界中还是有效的。在轮回界中，二分法和多元论是有意义的。根据不同宗教、精神流派、哲学体系、科学与文化的价值观，人的行事与思索有对错、好坏之分。要尊重你所处的环境，当生活在轮回中时，常规修行的应用及释梦也会大有裨益的。

我需要释梦，因为我害怕死亡。对我而言，重要的是我要知道自己的需求是以恐惧和二元论为依据的。我知道当我身处非二元状态时，恐惧就荡然无存了，我也不需要任何解释。我们使用针对我们自己所处环境有用的东西。当我们只生活在心性之中，即：生活在一种与现实的确处于无差别的状态之中时，我们就不需要进行相应的修行，也无需释梦，因为没有必要重新指引自己，也没有以自我为中心的自我需要重新引导。我们不需要向梦探究未来，因为既没有希望也没有恐惧。不论什么生起，我们都能够全神贯注，没有嗔或取。我们不需要向梦寻求意义，因为我们生活在真实之中。

在我们的传统生活中，我们做出抉择并改变一些事情。这是因为我们学习了教法，也是我们修行的原因。当我们理解得越多，在现实生活中我们就变得越来越技巧娴熟，我们就会更自如。我们开始真正领会所学的东西：净光是什么，有关我们体验的虚幻是什么？苦难是如何产生的？我们的真实本性是什么？一旦我们开始明白我们的所作所为是更多苦难的原因，我们就会选择去做一些不同的事情。我们会对身份的认定感到厌倦，对导致更多苦难的反复的倾向感到厌倦。我们放弃消极的情绪状态，训练自己去克服散乱，常住于纯净的状态中。

做梦也是如此。梦修行有一个渐进的过程。随着修行的不断深入，人们会发现，还有另一种做梦的方式。我们会迈向非常规的梦修行。在这种修行中，梦的情节和解释不再重要。我们更注重梦的起因而不是梦本身。

　　没有理由不用梦瑜伽来实现世俗目标。一些修行强调相应的结果，引导梦用于如下目的：健康，占卜，指导，净化不健康的业，以及心里趋向，治病等。这个途径具有实际意义，适合所有的人。梦瑜伽的应用使我们在相对世界中受益匪浅，但这只是梦的暂时性应用。最终，我们要用梦来使自己从相对环境中解脱出来，而不仅仅是改善它们。

第三章　梦瑜伽的修习

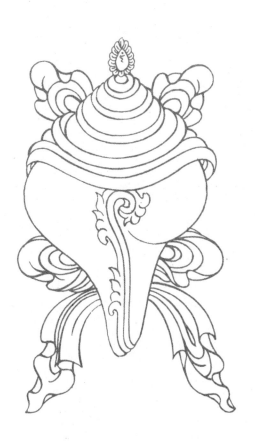

1. 幻相、业、梦与死亡

《母续》说，如果一个人在幻相中毫无意识，那么，一切身心活动也会毫无意识。如果人在一切身心活动时没有觉识，那么，在梦中他也不会有任何意识。如果人在梦中没有意识，那么，在死后的中阴阶段他也不可能会有意识。

这意味着什么呢？此处，"幻相"并不是简单地意指视觉现象，而是整个的体验。它涉及所有的感觉、感知力和心理、情感现象以及一切看似外在于我们的东西。幻相是我们"视"为体验的东西，它是我们的体验。在幻相中没有意识意味着不能看清在体验中生成的一切事实真相，反而因二元思想的误解而受到蒙骗，错把二元思想的预测和幻妄之想当成现实。

当我们对自己生存之环境的真实本性缺乏认识时，我们很难自如地应付外部和内部生活中遇到的事情。我们会依从贪与嗔的身心活动习惯做出反应，受到不幸和虚幻之望的驱使。根据这些困惑采取行动就意味着行为中缺乏意识。这种行为的结果是强化了贪执、嗔恚和愚痴，形成了更多的消极业迹。

所有的梦都生成于支配我们醒后所作所为的业迹。如果在白天，我们过于分心而无法识破游移之心生成的幻妄之想和困惑，那么，在梦中我们也极有可能受到同样的束缚。这就是"在梦中没有意识"。我们所遇到的梦之现象会在我们心中引起同样的情感和二元反应，在这些情感和二元反应中，一旦醒来，我们就迷失了。这使得人的头脑难以清醒，也难以进行进

59

一步的修习。

进入中阴就像我们熟睡后进入梦乡一样。如果我们梦的体验不够明净、处于混乱的情绪状态、有些习惯性的反应，那么，我们就会训练以同样的方法体验死亡的过程。对中阴状态中的幻相做出的二元反应驱使我们进一步受到因果的束缚。我们未来的转世取决于我们今生之业的种种倾向，这就是"中阴中缺乏意识"。

反之，如果我们持续不断地明了瞬间的体验，那么，很快就能在梦中发现这种能力。当我们在梦中十分冷静，我们就为自己的死亡做好了准备。梦瑜伽与这一过程有关。

为了取得进步，我们必须培养身心的稳定，以便在体验及幻相中保持更强的觉性并培养巧妙回应的能力。因此，第一阶段的修持被称做"止修"。在止修时，要经过训练使心境更为平静、更为专注和敏感。

当我们把更大的觉识带入体验中时，我们就能克服世俗之心的迷惑造成的反应习惯。通过修心，这四种基本修习更增加了这种灵活性。修心训练是使心能够把醒后所体验的每一个对象视为能够使我们增加明净与专注的原因。当我们对业的反应不再那么执著，我们就能选择积极的反应，这就是把觉识带入行为中。

在醒后的体验中，我们业已稳定并在我们自己的行为举止中得以显现的觉识开始在梦中自然生成。主要修持运用对气、轮、心的理解来支持对梦中意识的强化。这些修习需在熟睡前及晚间三次醒来的时段进行。一旦培养了清醒，就可以在梦中进行其它的修习以达到修心的自在，并破除一些限制和误解。这些限制和误解束缚着我们，使我们陷入轮回之中。

与醒后生活中培养的清醒和专注被带入梦中一样，梦中修得的清醒与专注也会被带进死亡之中。如果人能彻底修完梦瑜伽，那么，他就会带着正见及获得解脱所需的和非二元觉识的稳定进入死后的中阴阶段。

修习的顺序如下：1）体验的第一时间；2）回应；3）在

梦中；4）在死亡过程中。不要从最后环节开始。你可以自行确定修习的成熟程度。当你遇到体验的现象时，应反思自己的感受及对感受的反应。你是否受到体验之对象的互动影响？是否控制住对它们的反应？是否因为你的取和嗔使自己陷入情绪性的反应之中？是否在各种处境中始终保持稳定的专注？如果答案是肯定的，修习就能培养出使你摆脱业缘和反应所需的冷静。如果答案是否定的，你就要不断地培养觉识的稳定性，这样，你的梦就会以不可思议的方式发生改变。

2. 止修

一个成功的瑜伽师必须在觉识专注中保持足够的稳定，以避免被身心情绪之气所动摇，从而迷失在梦中。当心稳定时，梦会更长、更完整、更容易被记住，而且神智更为清醒。醒后生活同样会得到改善，因为我们发现我们逐渐受到保护，我们被带离了使我们产生散乱和不幸的习惯性情绪反应，而且能够培养出积极的特质，这些特质是我们精神之旅的支撑。

所有瑜伽和心灵训练都包括某种形式的修习，这种修习能够培养观修力和心的平静。在藏族传统中，这种修持被称做止修。我们认为修定分为三个阶段：强力止修、自然止修和终极止修。止修以对某物的精神上的观修作为开始。当专注力达到一定程度之时，止修进入到无物的观修练习。

修习以五点禅姿作为开始：双腿交叉，双手叠放在呈禅姿的大腿部，掌心上翻，一个掌心置于另一个掌心之上。脊背挺拔，但不呆板。头微微倾斜使脖颈挺直，双眼睁开。眼睛要放松，不要瞪得过大也不要睁得过小。观修的对象应放置得当，这样目光可以平视。修习期间，尽量不要移动，甚至不要吞咽或眨眼，要让意念始终集中在对象上。即使眼泪在脸上流淌，也不要动。让呼吸自然顺畅。

一般说来，在有物修持时，我们会用藏文字母ས作为观修的对象。该字母有众多的象征意义，但在这里只用做修炼专注力的支撑。还可用其它东西作为观修对象，几乎任何东西均可，如：英语字母表中的字母 A、一幅图像、咒语之音或呼吸。然而，最好使用与圣人有关的东西，因为它可以使你得到启迪。同样，每次修习时尽量使用同一个对象，不要频繁更换，因为连续性有助于修习。观修体外的实体也是可取的，因为修习的目的就是在对外物的观修时保持稳定，最终达到在梦中看到物体时能保持稳而不乱。

如果想用藏文字母ཨ，就把它写在一英寸见方的纸上。在传统上，字母为白色，其外是五个彩色的同心圆：中心圆为靛蓝色，为字母ཨ的直接背景。它的周围是蓝色、绿色、红色、黄色和白色圆圈。将这张纸粘在一个木棍上。木棍的高度与你端坐修习的视觉高度持平。做一个底座使棍子能够直立，然后，将其置于眼前约半米的地方。

修习期间会生成许多取得进展的迹象。随着观修的增强和修习时间的延长，体内会生成一些奇特的感觉，也会生成许多奇特的视觉现象。你也可能会发现你的心在做一些奇特之事。没关系。这些体验都是观修进展的自然部分。它们会随着心的稳定而生成，因此，对此既不要感到不安，也不要兴奋。

强力止修

修习的第一阶段叫做"强大"，因为它需要精进力。心极易迅速散乱，似乎不大可能保持片刻的观修。开始时，多次短时间的修习（中间交替休息）大有裨益。休息期间，不要让意念游移，可以背诵一段咒语或进行观想练习或修习你所熟悉的另一种修持，如：培养慈悲之心。休息过后，继续进行观修修习。如果你做好修习的准备，但没有一个你一直使用的特定的观修对象，你可以想像在前额上有个光球，让自己置于它的中心。这种修习需要每天练习一两次。如有时间，可以更频繁地修炼。培养观修能力如同增强身体肌肉一样，必须定时、经常地锻炼。只有变得更为强壮，你才会不断突破自己的极限。

要把意念专注在观修对象上。不要因循过去或未来的思想，不要让专注力受到奇思妙想、声音、身体感觉及任何其它分散专注力之物的摆布。要停留在此时此刻的感官感受之中，用你全部的力量和清醒的头脑将意念通过视觉直接集中在对象上，一分一秒都不要失去对对象的意识。轻轻地呼吸，然后再轻直至呼吸感觉的消失。然后，让自己慢慢地进入深层的安静和平静状态。确保身体一直保持放松。观修时身体不要紧绷，也不要让自己处于恍惚、呆滞或神迷状态。

不要刻意去想那个观修对象，只让它存在于意识之中。这一点需要特别强调。想着对象不是我们要培养的那种观修，关键是要把意念放在对象上，放在对对象的感知上，时刻保持对对象存在的意识。当意念确实散乱时（开始阶段经常会这样），轻轻地把它带回观修对象上并让它留在那里。

自然止修

稳定性被培养出来后，就可以进入修习的第二阶段：自然止修。在第一阶段，不断地把专注力引导到观修对象上并培养出控制难以驾驭之意念的力量，就能培养出专注力。在第二阶段，意念专注在对象的观想上，不再需要努力使意念静止。一种轻松愉悦的平和之态生成。在这种状态下，心变得平和，各种想法生起，却不会使意念偏离观修对象。身体的各种要素协调一致，气息均匀、轻轻地在周身运转，此时，可以进行没有观修对象的修习。

在去除了物化的观修对象后，仅把专注力集中在空间上。凝视广阔的空间（如天空）是大有裨益的，但甚至在一个小房间内，通过专注身体与墙壁之间的空间也可以进行修持。要保持稳定与平和、要放松身体。不必把专注力集中在空间中想像的一点上，允许意念散乱（尽管强烈存在）。我们称之为在空间的"散乱意念"或"意念与空间的融合"。由此可以达到稳定的平和，进入止修的第三阶段。

终极止修

在第二阶段，在观修对象时，人们仍然会产生沉重感。而第三阶段的特点是意念的平和轻松、无拘无束和顺从。各种想法生成，而后自动消散，不需刻意努力。意念与其自身的运动完全融合。

在大圆满教法中，上师向弟子介绍心的自然状态是一种传统。因为弟子已进行了止修，因此，上师能够指出弟子体验到的东西，而无须描述必须获得的一种新的状态。这种解释被称为"指导"，其意在引导学生认识到已经获得了什么并引导学生区分杂念中的游移之心与来自心性的观念。心性是纯粹的、非二元的觉识。这就是止修的终极阶段，安住于非二元觉识（即：本觉本身）之中。

障

在进行止修时，有三种必须克服的障：焦虑、困乏和懈怠。

焦虑

焦虑会使意念从一种想法跳跃到另一种想法，使专注力难以集中。为了防止此种情况的发生，在修习前，要避免过多的身心活动，让自己平静下来。缓慢的伸展可能会有助于放松身体和静心。一旦坐下来，要慢慢地做几个深呼吸。在开始修习时，要避免在呈禅修坐姿时养成精神游移的习惯，使修习立刻成为集中意念的修习。

困乏

第二障就是假寐或熟睡。睡眠就像雾一样渗入意念之中，这种沉重和呆钝会使觉识迟钝。如果的确如此，要尽量增强意念对观修对象的观修以消除困乏。你会发现困乏实际上是意念的一种运动形式，你可以用强力集中专注力来阻止它。如果没有奏效的话，就休息一会儿，伸展一下身体，或许可以边站立边进行修习。

懈怠

第三个障是懈怠。遇到这个障时，你会感到你的心是平和的，但却处于被动的、虚弱的精神状态中。在这种状态中，观修缺乏力量。认识到这种状态的本质异常重要。它可能是一种令人愉悦的、轻松的体验。如果将其错视为正确的禅修，那就会使禅修者耗费数年对之进行错误的培养，而觉识质量不会有明显的改变。如果你的观修失去力量，你的修习变得松弛，则需要挺直身躯，唤醒你的意念。增强专注力，保持稳定。把修习视为珍贵之事（的确如此）并能引导你获得最大圆满（将会如此）的事情。强化意图，就会自动地使意念觉醒。

应该每天进行止修，直至意念平和、稳定。这不仅是加行修习，而且对修持者一生的任何时刻都大有益处，甚至高级瑜伽师都进行止修。通过止修培养的意念稳定是梦瑜伽和所有其它禅修的基础。一旦在平和中获得强有力的、可靠的稳定性，我们就可以在生活的方方面面培养出这种稳定性。当获得稳定时，我们总能进入这种状态。我们就不会受到思想和情感的摆布。其结果是，即使在熟睡后业迹会继续生成梦中形象，但我们仍能存在于意识之中。这为进一步修习梦瑜伽打开了大门。

3. 四加行

梦瑜伽中有四种基本修习。尽管在传统上它们被称做"四加行"①，但这并不意味着它们不太重要，也不是说紧随其后的才是"真的"修持。它们是初期修习获得成功所依据的基础，在这个意义上，它们是预备性的。

梦瑜伽扎根于睡醒时分运用意念的方式。基本的修习方式正是如此。如何运用意念决定着睡觉时生成之梦的类型及醒后

---

① proyoga，加行，有两种解释：1）在正行前的预备阶段、努力阶段；2）在密教中，指接受灌顶、受戒、传授等前特定的预备修行。

的生活质量。改变醒后生活中待人接物的方式，你就会改变梦的体验。毕竟，生活在醒后生活梦境中的"你"就是生活在睡梦生活中的"你"。如果你终日与世隔绝，沉溺在概念化心智的枝节末叶中，那么，你就有可能在梦中做同样的事。如果你在醒后进行更多的观修，那么，你就会发现在梦中你也在观修。

改变业迹

在西方，对第一加行的描述已广为人知，因为，梦的研究人员及其他对梦感兴趣的人已经发现第一加行有助于生成清醒梦。其方法如下：一整天对生活的梦幻本质的认知进行修持，直到同样的认知在梦中开始展现。

清晨醒来，你就要自忖："在梦中我是醒着的。"当你进入厨房时，要视之为梦中厨房。把梦中牛奶倒入梦中咖啡里。"一切都是梦"，你要这样自忖。一整天你都要时刻提醒自己："这是个梦。"

这种强调实际是加在你（梦者）的身上而不是你体验到的物体上。要不断提醒自己正在虚构体验，即：你感到的愤怒、快乐、疲惫、焦虑均是梦的一部分。你赞赏的橡树、你驾驶的车辆，你与之交谈的人都是梦的一部分。以这样的方式，在意念中创建起一种新的趋向，这种趋向把体验视为与虚幻的、转瞬即逝的并与意念投射密切相关的体验。如果把现象视为瞬间消逝，那么，贪执也就随之减弱。每一次感官的接触和每一个心理活动都会提醒人们回想体验出的梦幻本质。最终这种认知将在梦中生成，导致梦境状态的认知和清醒的生成。

有两种方式可以用来理解"万事皆梦"这一说法。第一是把这种说法视为改变业迹的一种方法。与其它修习一样，进行这种修习能改变人对世界的认识。通过改变习惯性的、绝无意识的对现象的反应，生活和梦的质量就会改变。当我们把体验视为"不过是个梦"时，它对我们就不再那么"真"了。它失去了由我们赋予它的控制的力量，不再会使我们感到困扰，也不再会驱使我们进入消极的情绪状态中。相反，我们以更平和、更清醒的清净，甚至大为赞赏之心经历一切体验。在这个意义上，通过改变我们投射在超出概念含义之物的意义，就可使修习在心理上灵验。当我们对体验有着不同的看法时，我们也就改变了对它的反应。这就改变了业迹，梦的根基亦发生了改变。

理解修行的第二个方法是要认识到：1）醒后生活实际上与梦相同；2）普通体验的整体都是心理投射构成的；3）一切含义都是牵强附会的；4）无论我们体验到什么都是业的影响。此处我们谈及的是微妙而广泛的业，因果无休止的循环（因果无休止的循环造成了源自过去的现在）。这种情况贯穿在生成业的持续的状况中，这是表达"万象皆空、自性和他像皆虚幻"的一种方式。与在梦中一样，醒后生活中任何地方都没有真实的"东西"，只有转瞬即逝、无本质的表相，在空荡的、闪闪发光的界地生成和自我释放。充分意识到"这是一个梦"这句话的真谛，我们就摆脱了错误概念的习惯，因此，也就摆脱了轮回中的卑劣生活（在这种生活中，错把虚幻当成现实）。一旦有了这样的领悟，我们必然能进行观修，因为在此时，这种领悟是真真切切的。白天不间断地清醒观修比其它方法更有力，能把清醒的觉识带入梦境。

如前所述，该修习中的一个重要部分就是把自己当做梦来进行体验。想像自己是一个虚相、一个没有固相身躯的梦中人，想像自己的个性和各种身份是意念的投射。持续观修，尽量在梦中培养同样的清醒，同时视自己为虚幻和转瞬即逝，只是由光构成。这就建立起一种与自己不同关系，这种关系是舒展、自在和令人心情舒畅的。

进行这些修习时，仅仅重复你在梦中的情况是远远不够的。必须感知这句话的真谛并体验其弦外之音。在将修习与感受到的体验融合时，要运用你的想像力、感知和意识。当你修习得当时，每当你认为你在梦中时，观修就会变得更有力量，体验也会变得愈发真切。如果没有这种直接的质变，那么，修习只是一句话的机械重复，而机械重复是毫无益处的。仅仅想一个公式是不会有魔力的。这些话应用来提醒你把更强的觉识与平和带入这一时刻。在对这种认知进行修持时，通过增强明净和观修一遍又一遍地"唤醒"自己，直至记住了"这是一个梦"，同时会带来意识的增强和明朗。

把整个人生视为一场梦是第一准备。它可用于理解时刻与反应生成之前。它本身是一个十分有效的修习并对修持者有极大的影响。保持觉识状态，那么，无论在醒后还是在梦中你都能体验到清醒。

关于这种修持有这样一个提示：承担责任、尊重世俗生活的逻辑和限制十分重要。当你告诉自己，你的醒后生活是一场梦时（事实的确如此），但如果你从楼上跳下，你依然会跌落，而不会飞起来。如果你不出去工作，就无法付账。把手伸进火里，你一样会被烧伤。始终植根于相对世界的现实中很重要，因为只要有"你"和"我"，就有我们生存其中的相对世界，还会有受苦受难的芸芸众生及我们所做决定带来的后果。

消除贪执与嗔恚

第二个基本修持需要进一步减少贪执和嗔恚。第一个基本修持适用于遇到现象之时及作出反应之前，而第二种修习要在反应生成之后进行。从根本上来讲，它们是同类修持，区别仅在于此种修习应用的情境及专注的对象的不同。第一种修持旨在使清醒的觉识和对现象的认知引入所遇之物的梦境中，即：感知之物、内心的状态、自己的身体等等。第二种修习具体地将清醒的觉识引入情绪隐蔽下的反应之中。这类反应的出现与体验的各个要素相符。

比较理想的是，当对某一物体或情境生成贪执和嗔恚时就要立刻进行这种修习。贪取之心可以反应为欲念、嗔怒、嫉、慢、妒、悲、绝望、愉悦、焦虑、压抑、恐惧、厌倦及其它情绪反应。

当出现某种反应时，要提醒自己：你自己、物体以及你对物体的反应都是梦。自忖一下："嗔怒是梦，欲念是梦。义愤、悲伤、热情洋溢都是梦。"当你关注产生情绪状态的内在心路历程时，这句话的真谛就会变得异常清晰。通过思想、图像、身体状态和感知之间复杂的相互作用，你杜撰了它们。情感反应并不会源自物体"之外"，它在你的身上生成、让你体验并在你身上消失。

刺激你做出反应的东西包罗万象：看到俊男靓女会吸引你；看到有司机挡住你的路，你会愤怒；看到被破坏的环境你会感到愤慨或难过；对任何环境或个人都感到焦虑和担心等。每一个情境和反应都应被视为梦。不要给你一次的体验贴上标签，要尽量切身感受你内心生活的梦幻本性。当实际感受到而不只是想到这种断言时，与情境之间的关系就发生了改变，对现象紧密、情绪化的贪执就会变松。情境变得更加清晰，更加宽泛。贪执和嗔恚也能立刻被认做是让人感到不舒服的原本就有的障。这是治疗由消极情绪引起的几近占有和痴迷状态的有效方法。使用这一方法解开消极情绪之症结的直接或某种体验，是清醒和自如修持的真正开始，这种修持会使你获得自由。通过不断的修持，甚至强烈的愤怒、抑郁和其它苦恼的情绪都会得到释放。它们被释放之时就是它们消散之日。

教法通常把这种独特的修持看成是弃取的一种方法。弃取有健康及不健康的方法。压抑欲望只有一点好处，即它们随即会转化为内在的躁动不安或外在责难与偏执。这种修持在精神培养上也很奏效，可以通过分散专注力摆脱痛苦或通过绷紧身体来抑制体验。放弃世俗生活，成为僧尼是健康的，而试图通过压抑和逃避来摆脱困难的经历则是不健康的。

通过重组对事物或情境的感知和理解及改变观念，梦瑜伽能使修行者透过事物的幻相看到其耀眼的光一样的实相而断灭贪取。随着修持的不断深入，修行者不仅能够更加清晰而逼真地体验事物和情境，而且能认识到事物和情境不过是短暂而虚幻的。这就提升了现象的相对重要性，并减弱了以偏好为基础的贪执与嗔恚。

强化意图

第三个准备修持，包括睡前回顾白天发生的事情和强化晚间进行修持的意图。在准备睡觉时，要让白天的经历浮现。不论浮现在你脑海里的是什么，都要把它视为梦。最容易回忆起来的记忆是那些印象深刻、足以影响你的梦的那些经历。在回忆时，要尽量体验梦中生成的记忆。记忆实际上与梦相似。同样，这不是在自动地贴标签，也不是反复重述"这是一个梦"的说法，要努力全面理解你体验中的梦幻本质、存在其中的投射，并感悟到把体验理解成梦的差异。

然后，要培养强烈的意愿去认知夜间梦境的本来面目。在做梦时，要使最强烈的意愿有可能直接和生动地了解你正在做梦。意愿就像意念在夜间可以如影相随的一支箭，一支使我们能够在梦中清醒的箭。我们用来描述产生意愿的短语在藏语中可以翻译成"传递希望"。此处，我们的意思就是如此：我们祈祷、有了意愿并将其传递给上师、佛陀和众神，承诺尽力保持清醒并请求他们帮助。还有一些在熟睡中进行的修持，而这个修持适用于任何时候。

培养记忆力及精进力

第四个基础修持要在早晨醒来时进行。它可以进一步培养你的强烈意愿，也能增强你记住夜间经历的能力。

首先，回忆夜晚的经历。这个准备阶段的藏文的字面含义是"回忆"。你做梦了吗？你意识到自己在梦中吗？如果你做了梦但不清醒，你就应该反思一下，"我做了梦，但我没有把梦看做梦。但它的确是个梦"。下定决心下次入梦时要意识到梦的真本质，尽管还是在梦中。

如果你觉得很难记住梦，那么，你不妨在整个白天，特别是在睡前，要产生把梦记住的强烈意愿。你也可在记事簿或录音机上记录下梦，因为，这样可以强化你把梦当做珍贵之物来处理的习惯。晚上准备一个记事簿或录音机，这个行为本身就会帮助你在刚刚醒来之际就产生回忆梦境的意愿。一旦产生并延续了这样的意愿,任何人都不难回忆起梦,甚至几天前的梦。

如果的确做了清醒梦,你就为这一成就感到愉悦吧。建立起与修习有关的愉悦感,决心在下一个晚上继续保持清醒。不断产生意愿,把成功和失败看做培养更为强烈的完成修习的意愿。要知道甚至你的意愿都是梦。

最后一点,清晨这个阶段,要产生一种强烈的意愿以使整个白天的修习连贯一致。全身心地为成功而祈祷。祈祷就像一个我们拥有却忘记使用的魔法。

这个阶段的修持可以并入第一个基本修持中,把所有的体验视为梦。照此方式,修持才能日日夜夜持续进行,从不间断。

连贯性

四加行对梦瑜伽后面修行阶段的重要性并非夸大其词。它们实际上要比表面看来更为有效。此外,它们是任何人都可进行的修持。与许多修持相比,它们更注重修心,易于行者修持。仅在睡前修持一下恐怕很难奏效,但如果白天持续进行准备性的修持,那么,就更容易在梦中感到清醒,也更容易进入下一阶段的修持。运用这些修持可以使发生的一切都成为回归观修的理由,这将对日常生活以及梦瑜伽的成功大有裨益。

如果你没有获得直接的结果,即使你必须再修习很长时间才能获得梦中清醒,你也不必气馁。不要认为这个修持没有用,也不要认为自己不能完成它。想想你10岁时的思想方式和行为举止与现在的差异吧!总是在变化啊!不要让自己受阻,认为你目前修习中遇到的障碍在将来会继续妨碍你。要领悟到没有什么东西是一成不变的,也无须认为万物展现的方式就一定是将来继续的方式。

对人生真实、明耀的梦幻本性的体验会使你的体验变得更加宽泛、光明,更加清晰。在梦中和醒后都能清醒之时,你就能获得了塑造自己人生的更大自由。最终，你可以完全放弃贪执和二元论，保持非二元的觉识。

4. 为晚间做好准备

由于不知道禅定的原理，一般人会将白天的压力、情绪、想法和困惑带到夜间。这类人没有进行特殊的修习，白天没有腾出时间进行修习，进入梦乡前也没有静下心来。当心绪散乱之时睡意袭上心头，其结果是整个夜晚心中充满消极情绪。当梦从消极情绪中生成时，修习就不会稳定，人就会因梦中世界的影像和困惑而激动。身体因为焦虑而紧绷或因悲伤而沉重。当意念在四处冲撞时，体内的气就会变得不平静和不均衡。睡眠受到干扰，梦充满紧张感，这或许只是一个愉悦的逃避。早上醒来时人会感到疲惫和不安，这种疲惫和不安一直在消极的状态之中持续一整天。

甚至对那些并不修持睡梦瑜伽的人而言，为睡眠做准备并认真对待之都是大有裨益的。修禅之前尽可能地净化心境，以有助于观修并生成积极的情绪。切不可将消极情绪带入夜间，要运用你所拥有的技巧使自己摆脱这类消极情绪。如果你知道如何使情绪得到自我释放，如何将其融入空性之中，就按此行事吧。如果知道如何转化情绪或能提供一剂良药，那就运用此法吧。尽量与喇嘛、本尊①或保护神保持联系，向神佛祈祷，心生慈悲。尽其所能地摆脱体内的紧张感及心中的消极态度。摆脱烦恼，怀着轻松愉悦的心情，你就会体验到一种更加静谧且有治疗功效的睡眠。即便是没有能力进行余下的修持，这个修持也是积极的，人人都可以将这种积极性融入日常生活中。

以下是夜晚要进行的一般性准备，但不要使自己过于受此

---

① ཨི་དམ། 亦称"本师"或"本佛"。作为被供奉、被礼拜的对象的尊像；坛城中的主神就是佛教所说的本尊神。

局限。重要的一点是要意识到你是在用意念行事及它对你的影响。同时，运用你的认识使自己入静，进行观修，为夜间的各种可能打开大门。

九净呼吸

或许，你已经注意到体内的紧张程度及它对呼吸的影响。当与我们发生争执的人走进房间之时，我们的身体会僵直，呼吸会更加急促而尖利。当我们感到恐惧时，呼吸会急促微弱。在悲痛中，呼吸常常变得沉重，伴有声声哀叹。如果我们真正喜欢和在意的人走进房间，我们的身体会自然放松，呼吸也顺畅自如。

我们可以有意识地调整呼吸以改变我们的体验，而不要等待体验来改变呼吸。九净呼吸是一个简短的修习，可以清理和净化脉道，放松身心。

呈结跏趺坐姿。将双手手心朝上置于腿上，左手置于右手之上。微微低头，伸直脖颈。

观想你体内的三条能量脉道。中脉为蓝色，垂直生成于身体中间，如蚕粗细，从心部到顶轮口稍稍变粗。左右两侧脉道的直径宛如铅笔的直径，在底部与中央脉道相连（大约在脐下四英寸处）。它们直接贯穿体内，与中脉的两侧相连。它们在颅骨下曲延，从双眼后绕过，在鼻孔处打开。女人的右脉道为红色，左脉道为白色。男人的右脉道为白色，左脉道为红色。

1）第一次三呼吸

男性：举起右手，拇指压在无名指的指根上。用右手无名指按住右鼻孔，通过左鼻孔吸入绿光。然后，用右手无名指按住左鼻孔，通过右鼻孔将气全部呼出。重复此法进行三次呼吸。

女性：举起左手，拇指压在无名指的指根上。用无名指按住左鼻孔，通过右鼻孔吸入绿光。然后，用无名指按住右鼻孔，通过右鼻孔将气全部呼出。重复此法进行三次呼吸。

每次呼气时，想像一下与男性能量有关的一切障（男性能量以淡蓝色气体的形式从白色脉道中排出），它们包括与气相关的各种疾病及与过去相关的各种障和蔽障。

2）第二次三呼吸

男性女性：换手换鼻孔，重复此法进行三次呼吸。随着每次呼气，想像一下与女性能量有关的一切障（女性能量以淡粉色气体的形式从红色脉道中排出），它们包括与胆有关的疾病及与未来有关的障和蔽障。

3）第三次三呼吸

男性女性：双手手心朝上，将左手放在置于腿上的右手上。将绿色治愈光吸入双鼻孔中，观想着它会沿侧脉向下移动直至与脐下四指宽处的主脉道交汇。随着呼气，观想一下能量由中脉上升，而后从顶轮处排出。完成三次呼吸。随着呼气，观想一下治愈疾病的所有能量，这些疾病以黑烟的形式从顶轮排出，这包括与“培根”[①] 有关的疾病及与现时相关的障与蔽障。

上师瑜伽

修上师瑜伽是藏传佛教和苯教所有教派中的一个重要修行。在显密两宗和大圆满法中亦是如此。修上师瑜伽可以增强与上师的心灵联系。通过不断地增强我们的虔信，我们就会达到自身的纯粹虔信。虔信是修上师瑜伽时不可动摇的强大基础。修上师瑜伽的根本就是要使修行者的心与上师的心融为一体。

真正的上师应该什么样的呢？它是无形的，是心的基本本性，是一切最初觉识的基础。但由于生活在二元世界中，因此对我们来说，把上师观想成有形的是有帮助的。这样做能够熟练地利用概念化心智的二元性，可以进一步加强我们的虔信，并有助于坚持观修及积极情绪的生成。

---

① བད་ཀན། 培根，亦称“培”，直译为“痰”。藏文音译，藏医学人体隆（气）、赤（血）、培（痰）三大要素之一。

在苯教中，我们经常把塔比日擦或辛拉沃噶佛①作为大师来进行观修，辛拉沃噶佛代表着一切大师的总和。如果你已是修行者，你可以去观修其他神，比如莲花生大师②、本尊神或空行母。尽管修与你有传承的世系很重要，但是你要明白你所修的上师是你有联系的一切上师的化身，是你师从的所有上师之化身，也是你对其作出许诺的一切神的化身。上师瑜伽中的上师不是一个具体的人，而是证悟之精髓，是最初的觉识，即：你的真实本性。

上师也是传授教法的老师。在藏族传统中，我们说上师比佛陀还要重要。为什么呢？因为上师是教义的直接传授者，是把佛陀的智慧传给学生的人。没有上师，我们就无法找到成佛之道。因此，我们对待上师要像对待佛陀一样虔诚，仿佛佛陀突然显现在我们面前。

修上师瑜伽不仅仅要对观想之形象生成某种感情，而是要发现你自己的本心，这个本心与所有上师、所有的佛及所有生存过的圆满之人的本心相同。当你与上师融为一体时，就是与你一尘不染的本性融为一体，这就是真正的指导和真正的大师。但这不应成为一种抽象的修习。当你修上师瑜伽时，要尽量体会这种强烈的虔信，这会使你的毛发在脖颈竖起，泪水沿着脸颊流淌，你的心胸开阔了，充满了大爱。要让自己的心与上师的心相融，这就是你圆满的佛性。这是修上师瑜伽的方法。

修持

九次呼吸练习之后，继续保持禅定坐姿，观想在你的上方及前方的大师。不应出现一个扁平的平面图像，而要实实在在地呈现出一个由光组成的立体图像，该图像纯净，带有强烈的

---

① གཤེན་ལྷ་འོད་དཀར། 辛拉沃噶，佛名。

② Padmasambhava，莲花生大师，亦称"乌金大师"或"莲花生大师"。8世纪印度僧人。应吐蕃赞普赤松德赞的邀请入藏传播密法，并与寂护共建桑耶寺，对吐蕃战胜苯教起了一定的作用。后世藏传佛教宁玛派尊称其为"祖师"。他也是吐蕃王朝"师君三尊"中的轨范师。

存在感，这种感觉足以影响你的身体、能量及意念。要心生虔
信并反思一下教法的伟大智慧及在与教法建立联系过程中享受
的好运。真诚地祈祷，祈求消除你的消极情绪和蔽障，祈求产
生积极的情绪及顺利完成梦瑜伽的修习。

随后，想像自己在接受上师的加持：加持呈三色光形式，
从他（她）的三道智慧门（身、语、意）进入你的三门。光
是按照下面的次序传递的：白光从上师的眉轮射入你的眉轮，
使你的整个身体得到净化和放松。红光从上师的喉轮射进你的
喉轮，使你的能量得到净化和放松。最后，蓝光从上师的心轮
射进你的心轮，使你的意念得到净化和放松。

当光进入你的体内时，要感知它们。要放松你的身体、能
量和意念，使之沐浴在智慧之光中。运用想像力使加持在你的
整个体验中、在你的体内和能量中及在你的意念的图像变得更
加真切。

接受加持后，要观想融入光中的大师进入你心中并作为你
最根本的精髓安住于此。要观想你融入那道光中，在纯净的觉
识中保留住气。

关于修上师瑜伽有更详细的指导说明，涉及顶礼膜拜、供
奉、手印①、密咒②及更复杂的观修。但修持最重要的是你的
心与上师的心合而为一，这是一种纯粹的非二元觉识。白天的
任何时候都可修上师瑜伽。修练得愈经常愈好。很多上师都
说，在所有的修持中，修上师最为重要。它可以把传承加持于
你，能打开你的心扉，弱化你的心境，安住不羁的心。完成修
上师瑜伽就是完成了道③。

---

① Mudra，手印。在佛教中手印是修行者获得成就的一项重要内容，手印是
除了语言和脸部之外的表述方式。常见手印共有十二种。
② Mantra，咒语，亦称"真言"或"咒文"。佛教密乘修习法中，用以守护
行者心意远离庸俗境界、激励本尊及其眷众的一种有严密结构的若干字音。
③ ལམ། 道。佛教用语。所渡津梁，所行途径。从此能登世间及出世间最胜果
位之历程。

护佑

睡觉与死亡有点相似，都是独自进入未知世界之旅。通常情况下，我们对睡眠并不感到焦虑，因为我们熟悉它，但想一想什么会随睡眠而来吧。在一段时间里，我们会在真空状态中消失得无影无踪，直到我们再次出现在梦中。当我们再次在梦中出现之时，我们可能是不同的身份和不同的身体。我们可能与素不相识的人在一个陌生的地方一起做着看似非常冒险而又令人费解的事情。

想到要在陌生的地方睡觉就可能引起焦虑。那个地方或许特别安全舒适，但是，我们无法像在家里熟悉的环境中一样睡得安稳。或许，那个地方的能量让人感觉不对头，或许仅仅是我们自己的不安全感在困扰我们。甚至在熟悉的环境中，在等待入睡时，我们都会感到焦躁不安，或因所做的梦而感到恐惧。如果我们带着焦虑入睡，我们的梦就会充满恐惧和紧张，睡眠就不太安稳，修持也就更难以进行。因此，睡前营造一下护佑感并把我们的睡觉地点变成一个神圣的空间是一个好主意。

想像一下护法空行母环绕着你的睡眠地点。把空行母们观想成美丽的女神，是获得圆满的女性，她们充满爱心、呈绿色，具有强大的保护力。在你熟睡的整个夜晚，她们片刻不离你的左右，就像妈妈照看着自己的孩子或像环绕国王或王后的护法神。想像她们无处不在，护卫着门窗，坐在你的床边，在花园或庭院中游走等，直到你感到彻底地得到保护为止。

该修持绝不仅是去观修某物，要用你的心感受空行母，还要运用想像力感知她们的存在。用这种方法创造出来的受到保护和神圣的环境才会让人平静、放松，能促进睡眠的安稳。这就是密修者的生活：想像魔力，用意念改变环境，使行为，甚至是假想的行为具有意义。

你可以在卧室内放置一些带有神圣特质的物品来增强你睡眠环境中的安全感，例如平和、可爱的画像，宗教符号，及一切引领你的心朝道进发的其它物品。

《母续》告诉我们，在为睡眠做准备时，我们必须保持对梦因、专修之物、护法神及对我们自身的觉识。在觉识中将它们视为一体，不是多种东西，而是一个单一的环境。在睡眠和梦境中，这将会产生极大的影响。

5. 主要修持

为了全面进行梦瑜伽的修持，要按顺序完成下列四项任务：1）把觉识带到中脉道中；2）培养明见和体验；3）培养能力和力量，这样我们就不会迷失；4）培养自己恐怖的一面，以恐治恐。这些任务符合梦的四个特性：平和、愉悦、有力、愤怒，也符合修持的四个部分。

把觉识带入中脉

进行白天的准备阶段的修持和睡前修持后，要进行主要修持的第一步：净呼吸、修上师瑜伽、生成慈悲与爱心、观修护法空行母和为夜间生成意愿。

狮子卧。男性右侧卧，女性左侧卧。尽量屈膝以使身体稳定，将上臂放置在身体两侧，将下臂的手放在脸颊下。可以试着用稍高一点儿的枕头（小心不要伤着颈部），这样，可以使你的睡眠不会过沉。轻轻呼吸，放松身体。要让呼吸充分和平和，这样，就不会听到呼气和吸气。

观想在喉轮处有一朵美丽的四瓣红色莲花。喉轮位于喉的底部，比颈与肩而不是颈与头的连接点更近。四个莲瓣中央有一个面朝前的直立的闪闪发光的藏文字符ཨ。这个清晰、半透明的藏文字符就像用纯光制成的一块水晶。正如红布上的一块水晶能反射色彩并呈现红色一样，字符ཨ也折射出莲瓣的红色，看起来也是红色的。四瓣莲花的每一瓣上都有一个字符：前面是ར，左侧是ལ，背面是ཤ，右侧是ས。睡意袭来时，要轻松地专注在字符ཨ上。

这一部分的修持旨在把意念和气带到中央脉道中，其特点是平和。当我们与深红色字符ཨ融合之时，我们会感到内心的宁静。教法说，专注在此轮有助于做温和的梦。所给一例是这样的一个梦：在梦中，一位空行母温和地邀请梦者陪伴她。她帮助梦者骑上一只神鸟（金翅鸟）或一头狮子，将他（她）引导到一片美丽神圣的地方——净土。其实，梦无需如此具体。它或许仅仅是在他人引领下漫步在美丽花园或群山之中。生成的梦的质量与具体景象关系不太大，而与当时的平和之感关系更大。

增加明净

大约睡眠两个小时后要醒来进行第二阶段的修习。在传统上，这一修习要在半夜时分进行，但这个时间，每个人的安排各异，因此，可以调整修习时间以适应你的生活。

采取第一阶段修习的姿势（男性右侧卧，女性左侧卧）。要用一种特殊形式进行呼吸：吸气，然后轻轻地屏住呼吸。轻轻紧缩会阴及骨盆底部的肌肉，这样，你就会感到你在将屏住的气息上提。脐部受到从下至上的挤压，在从脐下上提气息时要尽量体验呼吸。如果难以想像这种呼吸，可以慢慢地练习，直到找到这种感觉为止。但最好还是接受上师的详细指导。

屏住呼吸几秒钟后，轻轻呼气。呼气的过程中，要放松骨盆及胸部的肌肉和整个身体。要完全放松，重复七次。

专注点应集中在眉宇间眉毛相接处偏上及后一点的轮上。观想出在轮中有一个白色的发光球体。它就是明点①。明点可以是很多东西，译法也有所不同。在某一情境中，它是可以在体内发现的能量质，而在另一种情况下，它代表无拘无束的整体。当我们在修持中运用明点时，它是一个非物质的、闪闪发光的小光体。不同色彩的明点代表不同觉识的特质。观修它们

---

① bind 或 tigle，明点，亦称"滴露"。藏传佛教宁玛派修炼"大圆满"法时，微观到的一种物质，是宁玛派特有的密法。密乘所说的体内风、脉、明点三者中之明点，是大乐的精髓或种子，以种种精华、糟粕的形式存在于体内脉道之中。

就意味着把它们当做进入对那种特质进行体验的大门。

"观修"明点的方向并不意味着你应勾勒出一幅绘有圆形白光的静态图像。相反，要想像一下自己与那里的某种实物相融。尽量用你的想像感官感觉明点并完全与之融合直到仅存有明和光。有些人能够用内在的视觉感官清楚地看到光，而另外一些人感知到的光比看到的更为强烈。感知比看到它更为重要，而最重要的是要与之完全融合。

当意念与闪闪发光的白色明点在眉轮相连时，意念变得清晰，可以开始观修。随着对光的体验的不断增强，愈发变得更真切、更包罗万象。随着意念在清醒中继续增强，要让自己被吸入光中。如果你在这种状态下入睡，觉识就会变得连续起来。培养明觉并保持观修的持续性是这段修习的目的。其意为"增加梦的光明度"。要尽量把"明光"一词的内在含义与实际体验联系起来。"明光"①一词的隐喻仅仅指的是一种体验，这种体验比语言和视觉表述更为深刻。

因此，"增加"就是我们所称的通过这一阶段修习所显现出来的梦的质量。这里的意思具有朝着圆满的方向培养或成长，生成或施舍。《母续》中有涉及梦的一个例子：在梦中，一位空行母弹奏乐器，唱着歌，给梦者带来许多鲜花、水果和服饰。这并不意味着梦中必须有空行母或其他具体形象，但随着修行者在这个阶段的修持中坚定起来，梦会变得丰富，具有欢娱的特点。

增强觉识专注

在第二阶段修习（大约进入睡眠状态三小时）结束大约三小时后，进行该修习的第三阶段。在传统上，我们认为要在黎明前两小时进行这一阶段的修行。进行这一阶段的修习，要采取一种不同的姿势：仰靠在一个高枕上，与禅定姿势不同，双腿放松交叉。哪条腿在上没有关系。这多少与在飞机头等舱座

---

① འོད་ཟེར། 明光，指最精炼或最细微的"意"。

位上的睡姿相似：你斜靠着，并没有完全平卧。使用高枕头会使你无法睡熟，可以在梦中更为清醒，但要注意颈部的舒适度，不要让姿势不舒服。

身体的各种需要很重要。幼年时，我每天在学校都要盘腿坐上许多小时，所以，这个姿势对我来说异常容易。但对于大多数西方人来说困难重重。这种主张并非让你整夜忍受痛苦，而是要保持觉识的连续性。要朝着这一目标来调整修习。

在这一阶段的修习中，要轻轻地做二十一次深呼吸，要保持对呼吸的全面觉识。

专注点放在心轮上，可以观想出在心轮里有一个黑色的、闪闪发光的字符ཨ。字符与身体朝向相同。要与字符ཨ融合，这样，一切都成为黑色的ཨ。你要变成黑色的ཨ。让意念轻轻地停留在黑色ཨ，然后入睡。

这里培养的特质是力量。你无需做任何事，不必大喘粗气"试图"感觉"有力量"，而是要发现你已有的内在的力量。力量感即是安全感。这一阶段生成的梦与稳定的力量感有关。《母续》中列举的例子如下：在梦中，一个能力超群的空行母指示梦者坐在一个宝座上，或者让梦者进入一个安全的城堡内接受教法，或者，梦者受到其父母的赞许。特质而不是具象更为重要。不一定是空行母让梦者坐在宝座上，或许是老板给梦者晋升机会，或是梦者之母为其组织聚会来庆祝他获得的成就。这两种梦都具有这一修持阶段的特征。梦中出现的不一定是城堡，但可能出现在令梦者感到安全的地方。梦中出现的不一定是父母，但可能是给你安全感和能力感的另外一人。

培养无畏精神

这一修持的第四阶段是最容易的，因为无需在清晨之前再次醒来，也无需采取特殊的姿势。只是让自己舒适一些。呼吸也没有特定的规定，自然节奏即可。在传统上，最后一次醒来后的两小时（黎明曙光之前）进行这个修习。

"私轮"是专注点，该轮在生殖器后面。轮内有一片黑色的光区，即黑色明点。这是想像力中更为黑暗的一面。教法说，由此生成的梦很可能会有怒相空行母、山火、谷火、湍急的河流及横扫一切的风。这些是一些梦境，在这些梦中，自然界要素摧毁了自我的形象。这些梦令人感到十分恐惧。看看你是否属于这种情况。这个阶段的夜梦最终都带有怒相。

在这一阶段的修习中，要进入私轮的黑色明点中并变成那个明点。然后放松意念，只是静静地观修那个无处不在的闪亮的黑色之光，它渗透在你的感官及意念中，让你慢慢进入梦乡。

平和、圆满、强力和愤怒四大特质与相关的图像、情感和体验有着广泛的联系。如上所述，你不必如教法所示之例那样做具体的梦。特质是重要的一点，即：情绪的支撑，体会到的梦感，梦体验过程中具有渗透性的但又可能不易觉察的气流。这是判断一个梦与哪一个轮有关及体验之广度的方法。做出判断不是靠试图破译梦的内容。这也表明，气与意念在体内的能量系统的交汇点决定生成具体的梦。此外，梦也可能受前一天发生之事和经历的影响。仔细检查与梦相关的一切就能获得大量的有用信息。

尽管无需醒来一段时间后进行修习，但当然还需醒来之后开始新的一天。当一天开始之时，尽量在修习中醒来，在觉识中醒来。该修习旨在通过夜间、整个睡眠和睡醒期间及一整天的时间来培养觉识的连续性。

姿势

不同的身姿会开启或挤压特定的气脉，影响微能量的流动。我们用这种理解对具体的修习过程进行帮助。藏族传统认为，消极情绪与男性右侧和女性左侧的主脉道密切相关。当人右侧卧睡时，主要运载阴气的脉道会稍稍闭合，而左脉道开启。同样，人的身体器官之一肺也受到一点挤压，这样，相应的肺叶就要承担更多的呼吸任务。或许，你已经熟悉了侧卧带来的影响。当右侧卧时，你会发现用左鼻孔呼吸更容易。对于男性而言，我们认为这个姿势有益于积极的智慧气在左脉道中流动。女性得益于相反的情况，通过左侧卧睡会开启在右脉道的智慧气，必须以一种积极的方式对梦产生影响，使梦修习更加容易。开启智慧气流是暂时的权宜之计，因为我们最终需要的是使均衡气进入中央脉道。

此外，要注意姿势，这样可以保持睡眠期间觉识更加稳定。在我的家乡，多数人都睡在宽约一米长约两米的藏毯上。如果翻身动作幅度大，就会从床上掉下去。但那种情况不会经常发生，因为当一个人睡在很小的地方时，他在整晚熟睡的意念里都会保持那个姿势。例如，如果一个人睡在一块狭窄的礁石上，他会始终保持警觉以使自己不从岩边滚落下来。在西式大床上，睡觉的人可以像钟表指针转动而不会掉落下来。但不管怎样，保持睡姿有助于保持觉识。

当发现你的专注力分散时，可以试着这样做：改变姿势，使呼吸平稳、轻柔。这时，你会发现你的专注力又能集中了。呼吸、气的移动，身姿、思想及意念的特质都是相互联系的。有了这种理解，就会使修行者有意识地进行积极的体验。

心于一点

如同各种身姿能改变能量的流动并影响体验的特质一样，集中在体内的不同观修亦是如此。主要修习的四个部分都要专注四个轮中任何一轮上的彩色光、明点或字符。

当我们观想轮中的一道彩光、一个明点或一个字符时，那些东西实际并不存在。观想就像一幅画或一个符号，代表着从那个位置移动之能量的图形和特质。运用这些形象，意念更能够与体内它们精准位置的特殊图形联系在一起。这种联系影响着我们的觉识。我们从日常体验中得知，色彩对意识也有影响。如果我们进入一间全部刷成红色的房间，我们的体验与进入白色、绿色或黑色房间的体验大相径庭。色彩用于观想中有助于建立觉识中的独特特质。

在禅修时，我们往往会把专注力视为可以开合的开关，但情况并非如此。觉识专注度有强弱之分。例如，当我走出长期闭关禅修的昏暗房间时，所有的视觉现象都异常强烈。房子和树，每种颜色和每件物体都鲜艳明亮。当我每天都看同样的这些东西时，它们就不再那么异乎寻常。但在五十天完全黑暗过后，我的视觉专注力如此强烈，以致一切都变得那么生动。随着时间的推移，视觉现象似乎变得模糊。当然，它们本身并没有发生变化，只是我们已经丧失对它们的意识。尽管我的体验环境非同寻常，但是它们阐述的是一个普遍的原理。我们对觉识的关注愈强烈，我们的一切体验就愈生动。

实际上，在专注程度上也有一个渐次的过程。虽然我们只在夜间开始观想，但必定对明点有强烈的专注。随着身体的放松及睡意的来临，观想物的外形会淡化。各种感觉会渐渐消失，会失听、失嗅、失触等。感官和观想的消失，是因为对觉识的关注强烈程度和敏感度的减弱。接下去几乎没有任何感觉，这是专注的另一个程度。最终，观想中没有任何感觉体验，形象也不复存在。

很难注意到这些细微的差别，但在更大的觉识被带入睡眠的过程中，这些差别就变得明显起来。甚至在形象和感觉完全呈黑色后，观修依然继续。最终，你就能够专注在字符ᄢ上，而后进入梦乡。随后，整个晚上你都会留住在字符ᄢ所代表的纯观修中。这样做时，你甚至早晨初醒时分都会出现在纯观修中。

你可能已经有过整夜坚持专注力的经历。例如，当需要醒来赴早约时，你还会保持睡时的意识。我们说你需要五点起床。你睡觉了，但会不断地醒来看表。尽管你没有刻意把早起的需要概念化，也没有去想它，但那个意识依然存在。这种专注非常微妙。我们带入修习中的正是这种关注，无需很强的全神贯注，只是轻柔但持久的触及。如果睡前因生活中发生的事而使得你心情愉悦，那么，你每次醒来时，心情都是愉悦的。这种愉悦会在睡眠中延续。你不必刻意地保留它。你的意识由它决定。这是与明点共处的方式：快乐地安睡，你在睡眠中就会感到愉悦。

与观修明点相关的现象存在着两种不同的关系：其一是意念控制着现象；其二是现象出现在意念中。贪执是二元互动的一个重要形式。当把物体视为一个固有存在的实体（仿佛它是一个单独的、不同的实体）时，意念将其控制。贪执的终止并不意味着二元性不复存在。现象仍然从体验中生成，被概念化为独立的实体。但这种概念化更加微妙。可以说，前一种是积极进取的主动的概念化，而后一种则是更加被动、更加弱化的概念化。由于弱化，因此，它也更容易融入非二元的本觉中。

我们是以较为极端的二元性形式开始我们的修习的。把观修对象概念化，尽可能运用具有想像力的感官努力培养对它的强烈体验，尽量看清它。更重要的是，要感觉它，并让它影响身体的感知能力、能量感知以及意念的特质。在明确地确定观修对象后，要减少对它的关注。让观修对象毫不费力地（仿佛有意为之）显现在觉识表层之下。把意念放在观修对象上，就像意念要与需要醒来赴清晨约会之人或与大乐连在一起一样。无须费力或专注，观修对象就在那里并且与你共存。你用不着去创造它，你正在追逐它、观察它。这有点像闭紧双眼躺在温暖的阳光下，你不必把专注力集中在"远处"的太阳上，你却能感到温暖，因为你和阳光在一起。你没有对温暖和阳光的体验，你无须竭力把专注力集中在它们上，你的体验就是温暖和阳光，你和它们合而为一，这就是在修行中与观想同在的方法。

修习开始时遇到的一个普遍问题就是如果专注过度就会扰乱睡眠。专注要轻，要与明点"共存"，而不是把意念强加在明点上。这与普通睡眠中的情况相似，普通睡眠有两种不同的情况：在你睡觉时任各种影像与想法在心中掠过或者情绪化地过于专注一个对象。过于专注一个对象就会导致失眠。让体验教会你吧。注意什么有效，什么无效，然后进行调整。如果修习使你无法入睡，逐渐减少专注力，直至你能安然入睡。

不论是通过控制还是顺其自然，专注明点或字符只是第一步。真正的目的是要与观修对象融为一体。以字符ཨ为例。字符ཨ是意念未出现、未改变的自然状态的象征。最好与它所代表的普遍本质融为一体，而不是将其视为一个观修对象。实际上，这种情况每晚都会发生，因为入睡就是“进入”了净本觉的状态之中。但当人与概念化心智合一时（在深度睡眠中它就不再发挥功能），这种体验是无意识的，而非本觉。在睡眠中可以发现本觉，因为它原本就在那里。

除了让观修对象出现在意念之外，还存在着非二元的状态。人们专注意念，不再与概念合一，思想不再被用来观想明点或字符ཨ。意念只是存在于觉识中，而不分主客体。当专注的觉识本身既没有更专注者也没有观修主体时，你才能真正感受到非二元觉识。在非二元状态中，字符ཨ不在“那里”，你也不在“这里”。图像可有可无，只有字符ཨ，而且你就是字符ཨ。这就是清晰的字符ཨ被莲瓣之光映成红色的意义。你注定是字符ཨ所象征的纯非二元觉识，当体验生成时（用红色花瓣代表），它给字符ཨ涂色，但非二元的观修光芒并没有退去。

修行者经常说，持续观修很艰难，或者说，观想影响睡眠。理解修持中的渐进过程应该能够澄清这些问题。渐进过程是：看到它，感觉它，然后成为它。当你完全与观修对象融为一体时，就可以终止观修。这无关紧要。

教法也描述了死亡时刻的这种专注。如果在死亡期间保持观修，整个过程会大相径庭。保持观修的确是死亡之时意识转移修习的根本所在。这种修持旨在把意念直接移入觉识纯空间（法身[①]）之中。如果获得成功，修行者在死后的经历中就不会感到不安与散乱，而是直接在明光中获得解脱。

如果缺乏保持净观修的能力，我们就会散乱，就会走入梦境、虚幻、轮回之中，走进来世。但如果能够保持净观修，我们会自己身处夜间的明光中，在白天，我们能保持意念之本

① Dharmakaya，法身。佛教所说的修行成就究竟果位。佛身之一，三身之一。

性，死后在中阴中获得解脱。

　　欲想体验观想是如何影响觉识的，不妨这样一试：想像自己身处一片黑暗之中，伸手不见五指。不仅你的周围漆黑一片，而且你所看到之物、你的皮肤、你的头上及脚下、你体内的每一个细胞都是黑色的。仿佛你都摸到、闻到、体味到这种黑暗。

　　现在，想像一下黑暗突然消退，清澈的光在你的周围、在你的体内弥漫，那弥漫的光就是你。

　　透过照亮你内心世界的微妙想像感官，你能够体会到这两种观修的差异，而不仅仅是想像力的视觉方面。在黑暗中，你会有一种体验，或许甚至有稍许恐惧或愤怒，但在明光中，你体验的都是明净。

　　另一种体验是赋予你修习所需的那种关注的体验。放松身体，想像喉轮处有一个闪闪发光的红色字符ཨ。红光深邃、丰富，令人赏心悦目。运用想像力感受那光，让它使你平静、放松、身心安宁、得到抚慰。光在扩散，充满你的喉轮，然后光满全身。在这个过程中，它消除了你所有的紧张情绪。光所触及之物都融入红光之中。你的全身亦融入红光之中。让光渗入到你的觉识之中，这样，你所看到的就是闪亮的红光，而你所感受到的一切都是静谧的红光，你所听到的都是平和的红光。不要仅仅想到它，而要体验它。让你的意念成为红光，这样，你就决不会只意识到观修对象，而要意识到觉识本身。要让所有生成的主体或客体都融入红光之中。一切东西，即：身体和能量，世界和心理路程都融入进去，直到你与红光完全融为一体。没有"内"与"外"，只有红光。这就是如何与字符ཨ融合、如何在夜间观修及如何与观想对象融为一体的方法。

顺序

　　修持应始终按顺序进行。第一步专于在喉部字符ཨ，这需要在首次入睡时完成。理想的情况是，第二步在两个小时后进行，第三步在第二步之后的两个小时后进行，第四步在第三步之后的两个多小时后再进行。整夜醒来会使人睡得很轻，也使人更容易完成睡梦瑜伽。尽管可以如你所愿地使用闹钟，但无须将夜间精确地分为几个两小时时段。关键是要在醒来的三个时段进行修持。我们以两个小时为一时段是因为人的睡眠时间一般为八小时左右。尽管这个醒来时间表会促进明净，但休息同样重要。因此，如果错过其中一个时段，不要忧虑，就进行三次修习好了。如果错过了三个时段，就修习一次好了。要尽其所能，不要为你无法完成的事而忧虑。这是修习的一个重要秘诀。忧虑对你的修持无补。但你也不要丧失做得更好的动力，只是要尽力而为。

如果在第一步修习后就入睡了，直到黎明前还未醒来该怎么办呢？那就进行第二步的修习，但不要进行第三步或第四步的修习。不要在四个主要修习中进行跳跃式的修习。修习的结果存在着连续性，因为，一切要素彼此相连。不同的轮、色彩、禅定、次数、要素、能量及姿势都会在修行者身上产生特殊的体验并培养出某种能力。每一阶段的修习都会唤起觉识的一种独特的能量特质，这个特质将与觉识结合。每个特质都是下一个特质发展的基础。由于有这种发展，所以按顺序进行这四个时段十分重要。

第一部分修习受到梦境平和方面的影响。如果你只进行部分修持，那么，修平和方面要比修愤怒方面容易得多。在平和的环境中要比在恐怖的环境下更容易进行修习。这是修习的一个基本原则，即：我们应更经常地在容易掌控的环境下进行修习，然后随着能力的增强，再在困难的环境下修习。在这种情况下，我们首先要培养修习中的稳定性，然后，再在富有挑战性的体验方面进行修习，即：增加明净、培养能力，然后培养可怕的想像力。

第一部分的修习不是试图把重新发现的、使人感到宁静的体验培养成什么东西。尽量少"做"而让它"顺其自然"。这就像奔波一天之后，回到家中，在安静的梦中放松一样。要花点时间彻底休息和恢复精力。修习中运用的是喉轮，在能量上，它与潜力和收缩有关。

两个小时后醒来。你应该深睡使自己得到充分的休息和放松，这会改变你的态度及意念的特质。在第一时段的修习中，养成了稳定和专注力，这就像身体的底子。在第二个时段，你要装饰自己的身体、培养明净之感，使之成为稳定修习的装饰品。因此，要专注在眉轮上，因为，这一点与开启和加强明净有关。

如在第一时段培养出了稳定和在第二时段增加了明净，那么，在第三时段即可培养出能力。重要的一点在体内最中央的轮，即心轮上。心轮与能力之源相连。这并不是说因为在这个时段做了梦，你就会在梦中增长力量，而是前一阶段及前两个时段修习培养出来的结果。这里所培养的力量不是粗暴的、具有攻击性的力量，而是控制想法和幻觉的力量，是在遇到显现之物可以摆脱习惯性反应的力量。宛如国王坐在宝座（其权利之位）上一样，你坐在你力量的根基上，即：在净觉识中。

在第四阶段的夜间修习中，在稳定、明净、力量的基础上，要培养无畏精神。对梦产生恐惧的原因就在我们自身，在前三个阶段的修习取得一定的成果后，通过观修私轮（此轮与恐怖业迹关系极为密切）上的黑色明点将噩梦铲除。此处，噩梦的产生是修习的结果，要鼓励修持者继续做这类梦，运用修习将令人恐怖的恶业迹转化成道。我们用这个方式检验修习的进步，进一步增强我们已经培养出的稳定、明净和力量。梦中可怕的形象不会生成恐惧的情绪，而会作为创造修习机会受到欢迎。

还有一种可以替代的方法：如果你愿意，你可以只专注于修习的一点直到获得相应的结果。修习仍然要按顺序进行，但在每次醒来进行第一时段的修习的情况下，要多次多日重复进行，直到你有了生成平和梦境和觉识稳定的体验。在第一时段取得一定的成绩后，你才可以进行第二时段的修习：即：增加明净。因为几夜生成的梦才具有修持这一时段的特质，直到夜晚才会增加明净。随后，进行第三时段的修习，直至结果的显现，最后进行第四时段的修习。但是，如果没有完成第一时段的修习，就不要进行第二时段的修习。同样，如果你没完成第三时段的修习就不要进行第四时段的修习。重申一下：顺序很重要。

有些人会因这个看起来很复杂的修习而感到不知所措，但这只是在开始时会觉得它复杂。当你掌握了梦瑜伽，修习会变得越来越简单。当觉识稳定后，你无须进行任何形式独特的修习就能使你持续修习，梦境自然会清晰。修习只是看上去复杂，因为需要几种不同的要素和谐作用，才能有效地支撑修行者。特别是在修习的初始阶段，我们需要更多的支撑。要花时间去充分理解准备阶段和修持阶段的每一要素并要综合运用之。一旦在梦中始终保持清醒，你就能尝试着简化这一修习过程。

6. 清醒

如果有人告诉我们他们耗费许多年时光闭关静修，我们一定会感到十分钦佩，这么做完全恰当。获得圆满需要付出这样的努力。但在我们繁忙的生活中，这样行事似乎是不可能的。我们可能希望进行传统的三年闭关静修，但又会感到现实环境不允许我们这样做。但在实际上，我们都有可能进行这种修习。在我们今后生活的十年当中，有三年是在睡觉。在普通的梦境中，我们可能有愉快的经历，也经历愤怒、嫉妒或恐惧。或许，这是我们需要有的情感体验。但我们不需要以这种方式继续下去，因为我们会以这种方式强化我们的习惯性倾向，被情绪和虚幻弄得不知所措。为什么不修持呢？可以把那三年的睡眠用于修习。一旦清醒稳定，在梦中就可进行任何一种修习。有些梦中修习比白天修习更为有效、更有结果。

梦瑜伽可以培养我们能做清醒之梦的能力。在这种情况下，清醒的梦指的是梦者在做梦时能意识到梦。许多人，或说大多数人，至少有过一次做清醒梦的体验。那也许是一个噩梦，在梦中你意识到这是一个梦中之梦，你醒后就逃避了。或许，那只是一个非同寻常的体验。有些人会定期做清醒的梦而并非有意为之。由于最初的修习和主要修习已融入修持者的生活中，因此，清醒梦的出现会日益频繁。清醒的梦不是修习自身的目的，而是瑜伽之路上的一个重要发展阶段。

清醒的梦有许多不同的层面。在粗浅的层面上，人可能会意识到自己在梦中，但没有明净，也没有力量去影响梦。清净得而复失，梦的逻辑战胜了梦者的意图。而这种持续性的另一面是清醒的梦会异常生动鲜明，似乎比普通的梦醒后体验更为"真切"。有了体验，在梦中可以培养出更大的自由并克服意念的局限，直到一个人确实可以随心所欲地做任何他想做的事情。

显然，梦不会出现在与醒后生活中相同的现实中。梦中获得一部新车并不意味着清晨你不必乘公交车上班。在这个意义上，我们会感觉梦有些不尽如人意，感到它们不"真实"。然而，在完成不完整的心理任务或在克服能量困难的过程中，梦的影响会延至醒后的生活之中。最重要的是，在梦中，意念的局限可以受到挑战并被克服。当它们受到挑战并被克服时，我们培养了心的灵活性，这是非常重要的。

为什么心的灵活性如此重要呢？因为遮蔽智慧、限制体验的邪见的僵化会使我们沉湎于虚幻的自我认定之中，并使我们无法发现自由。纵观全书，我强调了无名、贪执、嗔恚如何左右我们，并使我们陷入消极业的倾向之中。为了在精神之旅上取得进步，我们必须减少贪执和嗔恚，刺破其根基上的无明并发现无明后面的智慧。心的灵活性是一种能力。在培养出这种灵活性后，我们就可以战胜贪执和嗔恚，它会使我们以一种新的方法看待事物，积极地做出回应而不是受到习惯性反应的盲目驱使。

同样处境中的不同人有着不同的反应。一些人更为贪欲，另一些人则不大贪欲。贪执越大（来自业缘的反应越强烈），我们就越受到所经历之体验的控制。如果有足够的灵活性，我们就不会受到业的驱使。镜子不会选择该反射的东西，任何事物都可依照其纯净本性来去自如。在这个意义上，镜子是灵活的，之所以如此，是它既不贪欲也不舍弃。它从不试图抓住镜中物，也不拒绝另一个镜中之物的到来。而我们正是缺少这种灵活性，因为我们不明白：无论觉识中出现什么只不过是我们自己意念的投射。

在清醒的梦境中，我们进行修习，要把遇到的一切进行转化。在梦中不可能打破的体验是没有界限的。我们能应对发生在我们身上的一切。当我们冲破体验的惯性局限时，心就会日渐变得轻盈、灵活。首先我们培养出清晰，然后是灵活性。随后，我们把心的灵活性运用到我们整个的生活中。当我们有了改变它们及释放它们的体验时，我们就不会再受到我们惯性身份认定的束缚。当我们有了对它们的相对性和可塑性的体验时，我们也就不再会受到我们习惯性观念的限制。

如梦中形象可以在梦中转化一样，醒后生活中的情绪状态和理性限制也可以转化。有了对梦幻和可塑之本质的体验，我们还就可以把抑郁转化成快乐；把恐惧转化为勇气；把愤怒转化为仁爱；把无助转化为信仰；把散乱转化为观修；把不益于身心健康的东西转化为有利于身心健康的东西；把黑暗转化为光明；把受限制的、物化的东西转化为开放的、宽泛的东西。要向制约你的各种束缚进行挑战。这些修习的目的就是要让清晰和灵活性与你生活的每时每刻融为一体，放弃我们拥有的依因缘而存在的有序的现实方式，放弃对意义的塑造，不再沉迷于困惑之中。

培养灵活性

教法指出，清醒之后梦中的许多事情已经培养出来了。培养梦中（同样在醒后）灵活性的第一步是要认可存在着这样做的潜能。当我们思考可能性的时候，教法指出，意念能把这些可能性融入潜能之中。甚至在形成概念之前，我们就有能力进行体验。

我有一台笔记本电脑，用它进行搜索给我带来极大的乐趣。如果我在屏幕上点击一个图标，就会打开一个文件。点击另外一个图标，其它东西就会出现在屏幕上。意念也是如此。专注力集中在哪里，就像点击了一个图标，大量的想法和图像就会突然出现。意念不停地点击，从一件事情移到另一件事情。有时，我们同时打开两个视窗，就像我们与一个人交谈却同时又再思考其它事情。通常情况下，我们并不认为这是因为我们拥有多个自我或多重身份，但在梦中，我们却能展示多重自我。不是简单地让我们的专注力分散，而是在梦中，我们能分成不同的但又同时存在的梦的主体。

一天，用完电脑后，我梦见自己正盯着一个屏幕，只要我用意念进行点击，图标就会出现在屏幕上，这使得整个环境发生了变化。代表森林的图标出现了，我一点击它，我就置身森林之中。随后又出现了代表海洋的图标。点击之后，我突然置身于海洋背景之中。这种能力已经在我的意念之中，而其生成为体验的这种可能性则源自我与电脑的互动。我们的想法和体验影响着后来的想法和体验。梦修持就是如此。教法给我们带来新的想法、新的可能性以及实现这些可能性的方法，而后，在梦中及日常生活中如何展现它们则取决于我们。

例如，教法谈到在梦中不断增加的事物。或许，我们只梦到三朵花。因为我们意识到花在梦中，也意识到梦的灵活性，如果我们愿意，我们可以梦见（一百朵花、一千朵花和一串串的花）。但首先，我们需要认可这种可能性。如果我们不知道大量的观修对象只是一种选择，那么，对我们而言，这种选择就不会存在。

在西方，对梦的研究已经发现，通过在梦中或白日梦中修习，人们能够增进技巧。几百年前，这种理解就已被纳入教法之中。我们可以运用梦来降低消极性，增加积极性，改变我们生活在这个世界上的习惯方式。这不只用于帮助我们改善日常生活的技巧，也能运用到精神生活中最深奥的层面上。我们要始终瞄准最高、最广泛的目标，因为，这将自觉地关注次要的目标。关注相关问题是对的，但获得圆满之后，任何问题都不复存在了。

《母续》列举了十一种体验。在这些体验中，意念通常受到显现的制约。所有这一切终将被认可、受到挑战并被转化。这一原则是普遍皆准的。但花时间考虑一下每种体验是有帮助的，每种体验都会把转化的可能性引入你自己的意念之中。十一种体验分别是：大小、数量、质量、速度、成就、转化、化身、旅途、所见、所遇和体验。

大小：在梦中，我们很少考虑到大小问题，但在醒后的生活中却不一样。大小有两个方面（大一点或小一点）。改变在梦中的大小，变得如昆虫大小，然后变得像山一样大。面对一个大问题，把它变成小问题。拿起一朵漂亮的小花，把它变得如同太阳一样大。

数量：如果你的梦中有一位佛，把数字"一"增加到一百或一千。同样，如果有一千个问题，就把它们变成一个。在梦修习中，你可以烧掉刚刚出现的业的种子。运用觉识把梦赶走而不是受到梦的驱使。做梦而不是被梦到。

质量：当人们陷入不利于健康的体验时，通常是因为他们不知道这种体验是可以被改变的。你必须要想到变化的可能性，然后，在梦中进行修习。当你在梦中生气时，要把那种情绪变成爱。你可以改变恐惧、嫉妒、愤怒、贪婪、无尽绝望和无趣的特质。这些情绪毫无帮助。要告诉自己，通过转化可以战胜它们。你甚至可以大声说出这一点以增强你的认知。一旦有了在梦中改变情绪的体验，那么，在醒后的生活中，你也能做到。这是在培养自由和灵活性。你不必陷入先缘而无法自拔。

速度：在仅仅几秒钟的梦中就可完成许多事情，因为你完全在意念之中。减缓一种体验，直至把每一刻都体验为一个完整的世界。在一分钟内，可以走访一百个地方。梦中唯一的局限就是想像力的局限。

成就：在生活中你无法获得的成就在梦中都能获得。进行修习、撰写一部著作、横渡大洋，完成需要完成的一切。

在我母亲去世一年之后，她出现在我的梦中并向我求助。我问她我能为她做些什么。她给了我一幅绘有佛塔的画，让我为她建塔。我知道我是在做梦，但我接受了这个任务，仿佛它是真的。当时，我在意大利，那里有许多有关建筑的限制和区域规划的法律。我不知道如何才能获得许可、资金及我需要的土地。因此，我想该求助我的护法神。这正是《母续》的建议：当遇到似乎无法完成的任务时，向梦中护法神请求帮助。

为了回应我请求帮助的要求，护法神显现了。梦中，一棵巨大的菩提树矗立着，突然间，护法神将它变成了佛塔。在我们的文化中，我们认为，为逝者造塔可以帮助他转生。在梦中，我的母亲既高兴又很满意，我也如此。我感到，我给了她非常重要的东西，这是她在家中去世都不曾发生的事情。现在，它实现了。我和母亲都很高兴。这种感觉一直延伸到我醒后的生活中。

梦中的成就会影响醒后的生活。通过体验进行修习就是通过业迹进行修习。运用梦来实现对你十分重要的事情。

转化：对于密宗修持者而言，转化非常重要，因为它是进行密宗修习的根本原则。这一原则对我们所有人也非常重要。学会转化自己。尝试一切事情，把自己转化成一只鸟、一条狗、一只金翅鸟、一头狮子或一条龙。把自己从一个愤怒的人转化为一个满怀慈悲的人；从一个贪婪、嫉妒之人转化为一个心胸开阔、理性的佛；把自己转化为瑜伽师或空行母。这对于培养灵活性及克服惯性身份认定的束缚具有强力。

化身：化身与转化十分相似。在把自己转化为瑜伽师或佛后，化现出更多的能惠及他人的化身。显现两个化身，然后三个或四个化身，尽其所能化现更多的化身。突破体验自我的局限，成为单一的、独立的自我。

旅途：从你想去的地方开始。你想去西藏？动身吧！想去巴黎？去吧！你一直还想去哪里？

这与真正抵达某处是不同的。这是准备要进行的旅程。要有意识地引领自己到那里去。你可以到另一个国家或一片没有污秽的净土去旅行，或到另一个星球或一个多年没有去过的地方去旅行，也可到海底去。

所见：尽量去看以前不曾看到的东西，你见过莲花生大师吗？见过塔比日擦吗？见过耶稣基督吗？现在你可以见到他们。你见过香巴拉①或太阳中心吗？见过细胞分裂吗？见过心脏跳动吗？见过珠穆朗玛峰顶吗？或见过蜜蜂眼中的世界吗？想办法自己产生一些想法吧！然后，让它们在梦中变成真实。

所遇：在藏族传统中，有许多关于人们在梦中遇见上师、护法神、空行母等的故事。或许，你会感到这是与过去的上师的一种联系。现在，去见见他们吧。当你见到他们时，马上问问自己是否还可以再次见到他们。这会创造出更多的与他们见面的机会。然后，请教教法。

体验：运用梦体验来体验你从未体验过的事情。如果你对本觉的体验无法确定，那么，就在梦中体验它吧。无论详细或简单，你都可以体验到任何的神秘状态或道。你可以像鱼一样吐出水，也可以穿墙而过，或变成一片云。你可以像光束一样穿行宇宙，像雨一样从天而落。不论你想到什么，你都能做到。

不要受上述种种的局限，它们只不过是些建议。我们用体验中的模式（如速度、大小、化身等）进行修习，因为我们对这些相对概念的真实情况深信不疑。消散意念中的界限会使我们获得自由，而自由是意念之根本。如果你梦到令人生畏的大火，就把自己转化为火焰；梦到大水，就把自己转化为水；如果魔鬼追逐你，就把自己转化为大恶魔；变成一座山、一头豹子、一棵红木树；变成一颗星或一片森林；把自己从男人转化为女人，再变成一百个女人；或者把自己从女人变成女神；变

---

① Shambala，香巴拉，亦称"香格里拉"。佛教一净土名，意译持乐世界，分南瞻部洲为五分的最北理想国。

成动物、在高空盘旋的鹰或一只正在织网的蜘蛛；转化为菩萨，在同一时间在一百个地方化现或化现在三十三地狱、利益那里的众生；变成萨姆哈卡①，变成莲花生大师或任何一位神、本尊或空行母。这个修习与那些你能转化自己的密宗修行是一样的，其目的和原因也是一样的，但它更容易在梦中完成，实际上你在转化，在梦中有无数的转化体验。

到你曾想去的任何一个地方旅行：去须弥山②、地球中心、其它星球或其它的域界去。几乎每晚，我都会返回印度（这是非常便宜的旅行方式）。到神界去，到地狱界或鬼界去。这只是一个想法而已，你实际上不会付诸实施的。但是，你会使束缚你意念的局限得以放松。

参加修习和对男女神灵进行的礼拜。与五部佛③共同修习。在地面飞行，穿越自己体内。让自己大如地球，然后，变得再大。或小如原子，细如竹子，轻如飘浮的花粉。

培养灵活性的原则比梦所详述的内容更为重要，就像水晶的发光特质比它反射之光的颜色更为重要一样。教法的主张不该变成更多的局限。想一想新的可能性，显示它们，直到看似限制你体验的那些东西被视为不堪一击、毫无束缚力为止。清晰能使人更加了解概念化心智。修灵活性能解开束缚意念之因缘的结。当我们受到所遇的物化实体的制约时，应该将它们在我们的体验中加以转化，让它们变得闪闪发光和透明。当我们受到所遇之物化思想的制约时，应将它们消散在意念的无限自由之中。

精神之旅有一个基本原则，那就是：甚至在梦的自由状态中也应继续修习。梦中的可能性是无限的。我们要根据自己的

---

① Siamuhka，萨姆哈卡，音译。其意不详，神名。

② Meru 或 Sumeru，须弥山，亦称"妙高山"或"善积山"。佛教宇宙结构中述及的一座著名山岳。佛家宇宙学所说器世间基础金轮上形成的高山。

③ Five Buddhas，五部佛，亦称"五方佛"或"五种性佛"。在真言密教的坛城中，大日如来佛居中央，其四方佛为：1）不动如来佛；2）宝生如来佛；3）无量光如来佛；4）不空成就如来佛。

意愿改变梦中的一切，但朝着积极的方面进行改变依然十分重要，这是我们精神之旅的最佳指导。梦中采取的行动与醒后生活中采取的行动一样会对我们有内在的影响。梦中有巨大的自由，但直到我们摆脱了二元性，我们才会有摆脱因果的自由。我们需要耐心和强烈的意愿培养灵活性，以摆脱消极业的摆布。

努力冲破体验的界限、因缘的局限及信念的羁绊。意念令人感到诧异，它可以做到这一点。你的身份认定要比你能想像的更具灵活性。你只需要意识到改变体验和身份认定的可能性，而后，它就成为真实的可能性。如果你认为你什么也做不成，那么，你就真的不行。这一点十分简单，但却非常重要。在你说你行的那一刻，你就已经开始行动了。

要满怀敬意地对待你的梦。要把梦中（就像你醒后的生活中）的所有体验融入道中。运用梦来培养摆脱限制的自由，克服道上的所有障，最终认识到自己的真实本性及一切现象的真实本性，这就是运用梦的明智之举。

7. 障

《母续》描述了修习梦瑜伽时可能遇到的四种障：

惑

当内外声响或形象转移了专注力的时候，就会产生因惑而生的散乱。或许，修持者在入睡时，外面传来一个声响。意念随之而去，而后，通过联想会生成记忆或幻想，修持者用一种相应的情感反应与之纠缠在一起。或者，声响会产生好奇感，修持者会迷失在臆想之中。这就是惑，因为我们沉湎于一些东西中，而按照我们想它们的方式，这些东西实际上根本就不存在。

专注中脉是内治的一剂良药。这种感觉是什么呢？试一试吧！你会发现自己置于中心并显现，你会走出幻想，返回自我。这有助于怀着对中脉的觉识入睡。简单一点来说，有时，我们对修行过于紧张。没有必要使之复杂化，只是感觉一下中脉即可，这将防止意念溜走。这也有助于修习无常及二元体验的虚幻本质，因为这些观想有助于增强保持专注的意愿并避免在幻想中的迷失。外治良方是供养或进行上师瑜伽类的修习。

懒散

第二障是懒散，显现为内心的惰性，缺乏内在的力量和明净。当在修习时表现出松散时，你会四处游荡，糊里糊涂或许感到舒服，甚至在专心于应专注之事时亦是如此。这与第一障不同，第一障是你的专注力追逐一个散乱之物。在这种情况下，缺乏的是内在清晰感。

治疗良方是观想蓝烟，它从三脉的交汇处（脐下几英寸和身体的中央部位）射出的中脉慢慢升至喉部。不要停止在对物理学的思考上，如：烟从哪儿来，烟是否会聚集这类的事情。只是观想一下烟慢慢升至中脉，仿佛这已经是一个梦。除此之外，你还可以拜访你的上师或治疗师寻求符咒之类的东西。《母续》认为，当懒散出现时，你可能遇到由你所处环境的一位神或一种力量引发的问题，但可以肯定的是，这不是理解这一问题的唯一方法。

自我散乱

第三障是自我散乱。你一遍一遍的醒来，在睡眠中焦躁不安。其原因是气引起的问题，或你过于兴奋或过于激动。解决的方法是专注在以四个字符形式出现的四位空行母身上，这四个字符位于喉轮中一朵莲花的四个莲瓣上。字符ༀ为黄色，在身体的前面；ཉ为绿色，在身体的左侧；ར为红色，在背面；ལ在右面，为蓝色。如果有因焦虑不安而引发的自我散乱，入睡时要一个个地专注这四个字符。要尽量感觉到护法空行母在你的周围。从外在形式上来看，要进行断修行，举行供养神灵的仪式大有裨益。同样，要确定是否违背了与上师和教法直接有关的根本教义（三昧耶）。受到纷扰的朋友或熟人关系也会引起这种焦虑不安。自述也是有用的。

要进行自述，与修上师瑜伽一样，要观想你的上师，承认自己的过错。要用觉识检查错误，而不要怀着愧疚或羞耻之心及其它不良感觉。如果你做了什么错事，下决心不再做即可。或许，还要采取一些措施，如与打扰你的那位朋友交谈一下。你自己决定是否要采取这一行动。

遗忘

第四障是遗忘，即：忘记自己的梦及所进行的修行。即使你有了有用的体验，这些体验也可能被忘掉。进行个人闭关静修可以使意念更加明净，帮助你记住梦。平衡呼吸用气可以使觉识平和稳定。《母续》规定，夜间的第一时辰进行修习是一剂良药。这是第一个主要修习（前面已述），要专注于喉轮的红色ल字符上。熟睡时也要将觉识置于字符ल上。这将有助于你的记忆。

夏尔扎仁波且所说的四障

夏尔扎仁波且也写到四种可能存在的障，但分类不同，即：气障、意障、地方精灵障和疾病障。这些障使我们无法做梦或记住梦，同样还会在梦中生成问题。

如果你遭受气障，体内的精气就会受阻或以某种方式阻碍精气顺畅循环。意念和气是相连的，如果气受到干扰，那么，意念也必然受到干扰。在这种情况下，任何帮你在睡前放松的事，如按摩或洗热水澡，都会有所帮助。另外，白天也要尽量保持平和与放松。

意念会因过于忙碌而使你难以入睡。例如，奔波一天之后，有时很难不去想它。你的意念还在想着那些问题或令人激动之事，这样，你的意念充满紧张或焦虑。如果你觉得很难静心，有时做些艰苦的体力劳动，使自己疲倦甚至精疲力尽也会有帮助的。观空性也有助于静心。如上所述，睡前采取任何步骤放松自己都是有帮助的。

搅扰地方神会导致睡眠的中断并产生不安之感。我知道许多西方人不相信这样的事情，即：地方神其实就是能量场或对环境的感觉。在某种程度上，他们是正确的。但藏人认为，确有神灵存在，众生也在那里。如果有人主动地搅扰了这些生灵，他就会受到它们的影响。激怒地方神会导致做噩梦、无法记住梦或产生令他无法入睡的焦虑。

在这种情形下，首先，我们需要认识到问题的本质。对藏人而言，有几种解决办法可以解决这种搅扰。他们往往会去问卜以发现问题的根源并采取适当的行动。或者，他们修断行，供奉神灵。或者，到上师那里寻求帮助，他们得到的帮助通常是通过驱邪伏魔的形式，即：举行一种仪式，用于斩断神灵与他们之间的联系。如果大师举行仪式，他经常会向求助者索要一件属于他的物品，如几根头发或一件衣服，然后在仪式之火中把它们烧掉。藏人有许多类似的解决办法。如果你了解了问题所在，并确信是因为你激怒神灵才采取必要的措施来修复境域时，这些修复才有益处。如果你确实以这种方式感受神灵，才能期待他们发慈悲。如果你不相信这类事情，但对能量场有敏感性，那就通过敬香、心生慈悲矫正之。如果你既不相信这类事情，对能量也缺乏敏感性，那就心生慈悲来改变你的意念的内在环境及情感吧。

第四障是疾病。教法当然建议你去看医生。

你也会遇到在你之前别人遇到过和消除过的障。但不必气馁，你要依靠教法和你的上师找到解决办法。解决办法存在于教法之中，只需要学会和应用。

8. 控制并尊重梦

　　西方心理学的一些学派认为，控制梦是有害的，认为梦对无意识具有调节功能，或认为梦是我们自己的两部分之间的一种交流形式，不该受到干扰。这种观点认为，无意识是存在的，而且它是体验与意义的一个宝库。人们认为无意识可以形成梦并使梦富有含义。这种含义或是清晰明了或是潜在的、需要解释的。在这种情况下，自我通常被认为是由一个人的无意识和有意识两个方面组成的。而梦则被视为这两方面进行交流的一个必要载体。通过修习梦、挖掘梦，探寻无意识置于其中的含义和理解，就能使有意识的自我获益。它还可以通过在梦中宣泄或做梦活动中的心理平衡获得益处。

　　对空性的理解会极大地改变我们对做梦过程的理解。这三个实体，即：无意识、意义和自我意识都是通过把现实归因于根本不存在的虚空而存在的。理解这里所说的一切至关重要。如果你把情境的各种要素设想为个人独立的要素，而各要素之间能相互配合，那么，就可以理解对意识之心侵占无意识会损害自然过程这一担心。但这种观点只是了解一个人内在动力的一个方面，常常有损于更宽泛的身份认定。

　　如前所述，研究梦有两个层面。一是发现梦中含义。的确不错，大多数西方心理学家真是在这个层面上认为梦是有价值的。在东西方，梦都被视为创造力的源泉，是解决问题的办法，也是疾病的诊断方法等。但梦中含义并非梦所固有的，而是研究梦的个人投射在梦上，而后又从梦中"解读"出来的。这一过程与描述心理学家使用墨迹测试时出现的各种形象十分相像。意义不是独立存在的。只有人们开始寻找时意义才会存在。我们的错误在于不是看到情境的真相，而是在于我们开始认为确实有无意识这样一个东西。我们认为梦是真的，就像一幅画，上面带有密码写成的密电，如果将其打开，人人都可以解读。

我们需要对梦、对体验有更深层的理解，以便能充分运用梦作为获得圆满的一种方法。随着修习的不断深入，将会出现许多神奇的梦并随着修习征兆的出现而日益丰富起来。但梦中含义终究并不重要。最好不要把梦视为与你有关的另一个实体的对应物，甚至不要将其视为你并不熟知的你的另一部分的对应物。在轮回的二元世界之外，世俗含义是不存在的。这个观点不会引起混乱，它更多的是概念，根本就不存在混乱或无意义。这可能听起来有些陌生，但在心灵获得彻底解脱之前，一定要摒弃含义这一想法。这么做是修梦瑜伽的根本目的。

我们没有忽视运用梦中含义。但认识到在意义中做梦也很不错。为什么期待从梦中获得重要信息呢？应该看透意义之下的东西，即：体验的纯粹依据。这是更高层的梦瑜伽修习，不是心理上的，而是精神上的。它与认识和意识体验的根本（无因缘）有关。当你走到这一步时，你不会受到梦中含义的影响。那么，你就获得了圆满，你的体验也圆满了。你就摆脱了因缘的控制，这一因缘是因你自己意念的投射而生成二元性互动产生的。

大部分梦修习是修行者为了影响梦在清醒状态下完成的。这并非欲直接控制梦。直接控制梦的部分（也就是更多人关注的部分）发生在清醒的梦境中。在梦中增加自己的数量就是其中一例，转化或创造梦中实体亦是如此。教法说，这样做是件善事，因为能够这样做意味着正在培养心的灵活性。此外，这种灵活性和控制力一定会被带入醒后的生活中。不是为了能够飞翔，而是为了理解已被构建起来的体验的本质及在这种理解中固有的自由。不是要被感觉控制，而是要改变自己及你讲述自己的故事。做真正重要的事而不要沉溺在噩梦之中，不要沉溺在无休止漂浮的梦中，甚至不要沉溺于愉快的奇思幻想之中。

这与醒后的生活别无两样。业迹导致做梦，而我们对体验的反应会造成更多的业迹。在梦中，这些动态变化仍然有效力。我们的确希望控制梦而不是被梦所控制，就像在白天，我们希望最好不要被思想或情感所控制，但希望用觉识对情境做出全面的反应。

我们希望影响我们的梦。我们希望梦越来越清晰并越来越与我们的修持融为一体，就像我们希望我们生活的每一刻都具有这些特质。这里不存在会扰乱重要的事情的危险，我们所扰乱的就是我们的无明。

9. 简单的修习

能否修成睡梦瑜伽取决于个人的信仰、意愿、责任和耐心。没有一种修习可以仅通过一晚的努力就能获得圆满，精神上的成熟需要时间。我们是在时间中度过我们平凡的一生。在与时间抗衡时，失败的总是我们。但是，当我们知道该如何度过时间时，修习就会自行展现。

整套梦瑜伽似乎过于复杂，我们需要太多的时间才能在生活中实现。但确实有许多可做的事，在此处和彼处增加修习，把它融入我们的生活中，直至最后将我们的整个生活融入修习之中。以下是人人均可做到的事情，它们将使梦瑜伽获得成功。

清醒的意念

一天当中非睡眠时间大约为十六个小时，意念在此期间一直繁忙不息。常常似乎时间不够，有太多的时间耗费在散乱及不快的体验中。现代世界似乎不停地向我们提出要求，如：要关注工作和家庭，看电影，逛街，在车流中等候，与朋友沟通，种种事情需要关注并要完成，直到天色已晚，人陷入了精疲力竭、渴望能得到让人逃避的更大的散乱之中。我们被驱使着一点点远离了自我。以这种方式生活无助于任何修习，包括梦瑜伽。因此，必须培养简单又常规的习惯，即：重新与我们自己建立联系的习惯，保持觉识更加专注的习惯。

每一次呼吸都能成为一种修习。当吸气时，想像着吸入纯粹、干净、令人放松的能量。随着每一次呼气，想像着排除了所有障、压力和消极情绪。这种修习无需端坐在一个特殊的场地。在驾车上班的路上、等候红灯之时、坐在电脑前、准备早餐时、打扫房子或行走时都可以进行这一修习。

一个强力但又简单的修习就是要一整天内都竭力保持觉识专注。把身体作为一个整体来感受。意念比疯狂的猴子还要糟糕，会从一件事跳到另一件事上，很难专注于一事。但身体是体验的更稳定、更持久之源泉。把它当做港湾，因为觉识会帮助意念变得更为平和专注。正如在组织和培育生活的物质方面，意念的介入是必不可少的一样，为了在静修中保持稳定，意念需要身体，这对于所有修习都是极其重要的。

例如，在公园散步时，身体可能在公园，而心却早已飞到办公室或家里，或与远方的一位朋友聊天或在写购物单。这意味着，心已远离身体。当你看一朵花时，你要真真切切、全神贯注地观看它。在花的帮助下，把意念带回公园。对感官体验的领会把意念与身体联系在一起。当整个身体都感受到对花的体验时，治疗效果就出现了。当看见树、闻到烟味儿、摸着你衬衣的布、听到鸟鸣、品尝苹果时都会有同样的结果。训练自己去真切地、不加评判地体验感知之物。尽全力成为有色觉之眼、有嗅觉之鼻、有听觉之耳。尽量在体验中达到完美，同时保持对感官之物的纯粹觉识。

在培养出这方面的能力后，仍然会出现各种反应。一看到花，就会对其美丽进行一番评判，或一闻到气味就去判断它的恶臭。即便如此，随着修习的进行，与纯感官体验的关系才能得以保持，而不会继续迷失在意念的散乱之中。一堆堆的杂念造成的散乱是一种习性，新的习性可以取而代之。运用身体的感官体验把我们带入修习，并将我们与世界的美丽及生动和令人得到滋养的生活体验联系在一起，这种生活体验是在我们的散乱之下。这是成功地修持梦瑜伽的基础。

感知的第一时刻总是清晰鲜明的。正是意念的散乱使我们无法认识到这一点，也无法怀着欣赏之心去体验生活的每一时刻。

为夜晚做好准备

紧张的一天过后，我们会感到精疲力竭。然后，我们上床睡觉，仿佛死了一般。我们甚至不会花几分钟时间把修习中的身体与意念联系在一起，而是整个夜晚我们都处在散乱之中。当准备入睡、在梦乡中四处飘游时，我们都处在散乱之中。把意念、身体和感觉联系在一起是我们能够做到的最重要的事情之一，这些事情可以确保我们在精神之旅上的渐进。每晚睡前，我们应该花一点时间这样做。

当我们在身体和意念分离状态下睡眠时，它们会各行其道。身体仍然继续保持着白天积累下来的紧张与压力，意念也如在白天一样继续从一处到另一处，缺乏稳定与平和。它始终处在焦虑或混沌的状态之中，几乎无法专注。在这种情形下，我们缺乏力量和觉识，修习梦瑜伽就会变得异常困难。

欲改变这种局面，让睡眠更沉，梦瑜伽效果更大，睡前要花几分钟时间把修习与平和心态连接在一起。简单的做法十分有效，如：冲个澡，点上一支蜡烛和一炷香，端坐在神殿甚至床前，把自己与觉圆之人或你的上师联系在一起。你可生发慈悲之感，关注身体的感觉，培养喜悦、幸福和感恩的体验。生成积极想法和感觉后，然后入睡。祷词和仁爱会使你身体放松、性情温和并使身心感到快乐和安宁。如前所建议，想像一个人被觉圆护法神，特别是空行母簇拥着。想像她们像母亲呵护自己的孩子一样呵护你并将爱与慈悲撒播在你的身上。然后，你会感到安全和平静，然后你要祈祷："愿我做一个明觉之梦。愿我做一个清醒之梦。愿我能通过梦了解自己。"要大声或默默地反复重复这些话。这做起来非常简单，但却能改变睡眠和梦的质量。清晨，你会感到更加轻松，更加坚实。

如果你觉得这四个修习阶段过于复杂（要专注于喉轮、眉轮、心轮和私密轮），那就只专注于喉轮吧。在祈祷之后，想像喉轮处有个发光的红色字符ས。专注在字符ས上，感觉它，然后入睡。事先要让自己平静下来，要感觉与身体联系在一起，这一步非常重要。如果专注在字符ས都觉得太难或太复杂，那就感觉自己的整个身体，把修习与慈悲联系在一起，这是净身、净心之法，因为它们在白天已经非常紧张、混沌。每天晚上刷牙洗澡后，我们会感觉更好，睡眠更佳。相反，如果我们睡觉时感到脏兮兮的，不洁净，我们的睡眠和梦境都会受到影响。我们从我们存在的物理层面了解了这一点，但我们经常忘记感受到我们意念中的新鲜感和联系有多么重要。或许，我们应该在牙刷上写上这样一句话："刷牙后，清洗一下你的心。"

在入睡时，你也可以练呼吸。尽量用两个鼻孔均匀呼吸。如果右侧堵塞了，就左侧卧睡，反之亦然。轻轻地呼吸，让它通畅、平稳。如前所建议的那样，呼出压力和消极情绪，吸入纯净的有治愈力的能量。这样呼吸九次（禅定姿势或躺下）后，专注在喉轮上的红色字符ས上。感知字符ས而不要专注在字符ས上，然后，与ས融合，而不是与之分离。一觉醒来，如果你感觉更好，更轻松，那就要为你的成功感到快乐。要感知上师及圆觉之人的加持，感受自身愉快的努力带来的快乐及遵循精神之旅的幸福。这种幸福感将会激励你进行第二晚的修习并帮助你继续进行梦瑜伽的修习。

通常很难在睡觉时感到放松或感受到慈悲或仁爱。如果你身处在这种情况下，运用你充满创造力的想像力。想像自己躺在一片美丽而温暖的海滩上或沐浴着山区的清新空气在前行。想像一下那些使你感到轻松愉快的事情，而不是仅仅躺下入睡，被白天的情绪和压力驱使着而无法修习，即便如此简单，这些修习也会大有帮助。

10. 融合

　　梦瑜伽不只是为了个人的成长或增加有趣的体验。它是精神之道的一部分，其结果会通过改变修持者的身份及修持者与世界的关系来影响生活的各个方面。本章有关梦瑜伽与修持者生活相融的大部分内容在前面都已提及，此处仅做一下概括总结。

　　梦修习分为两个普通阶段：即：传统和非传统的或二元和非二元的。我们主要侧重在前者，它与梦中形象和故事有关、与我们对体验的回应及我们的情绪有关，并与梦对我们的影响及梦中我们的修习效果有关，还与培养更大的觉识和更大的控制力有关。

　　非传统层面的修习既不涉及梦的内容也不包括我们对梦的体验，而涉及非二元的明光。这是梦瑜伽修习的最高目标。

　　我们绝不要低估对梦瑜伽的二元运用。毕竟，就我们大多数人而言，在大部分时间里，我们都生活在二元世界中。而在普通的生活中，我们必须走上精神之道。进行梦修习时，我们将愤怒转化为仁爱、把绝望变成希望，还可以把我们的伤痛转化为被治愈好的、变得强壮的东西。我们培养了能灵活应对生活中各种情况的能力及随时帮助他人的能力。当我们开始全面理解生活的梦幻性和灵活性时，我们就获得了这些技巧。这样，我们就可以把普通生活变成对大美及对深奥意义的体验，这种体验将一切都融入道中。

　　只有当我们传统的自我融入本觉中时，我们就的确超出了对希望或意义的需求、超出了对积极和消极的划分。非传统的真谛无法治愈，也不再需要治愈。当我们没有实际生活在非二元观念中，要推定这种观念会导致杂乱无章的精神状态。在这种状态中，我们运用的是我们的消极影响，而且认为我们正在运用自由。当我们完全安住在明光中时，消极性不再支配我们，这样，就很容易审视自己，看看我们是否身处明光之中了。

与梦修习有关的融合依次为如下四个领域：幻相、梦境、中阴和明光。此处所指幻相的意思是醒后生活的所有体验，包括感官所经历的及内心所经历的一切。当所有体验和现象都被理解为梦时，幻相就与梦合而为一了。这不应该仅仅是理论上的理解，而是一种生动、清晰的体验。否则，它只是想像力的一场游戏而已，不会引发真正的变化。真正的融合会极大地改变一个人对世界的反应。贪执与嗔恚也会大大减少。一度似乎看起来如此劳神费力的情感纠葛被视为受到梦中故事的牵引，仅此而已。

当修持改变了一天对幻相的体验时，变化与梦交融在一起。清醒在梦状态中生成。清醒也分为四个连续的层面，从第一次意识到梦就是梦的体验（尽管依然受到梦之逻辑的控制）到有强力的清醒。在这种清醒状态中，人在梦中彻底自由，梦本身成为一种对令人震撼的生动和明光的体验。

梦中培养出来意念的清晰与灵活性必然在死后融入中阴阶段。体验死亡与进入梦境十分相似。在死后中阴期间保持觉识专注的可能性以及在死后幻相生起时保持觉识、不散乱的可能性取决于梦瑜伽中培养出的能力。我们说，梦就是对中阴的检验。这就是梦状态与中阴状态的结合，可以理解为在梦中现象做出的反应会与在中阴现象做出的反应是一致的。在这一点上获得成功取决于在梦中对清醒和非嗔恚的培养。

中阴必定与明光融合，这是获得圆满的方法。在中阴期间，最好不要引起对生成之现象做出二元反应，而是要安住明光之中，专心致志在纯觉识之中。始终保持在明光中，保持在空性与纯觉识的结合之中。获得这样做的能力也是死前梦瑜伽的终极目标：修持者与明光完全融合之时就是梦的中止之时。

当醒后的生活体验被直接看成是梦的时候，贪执终止。已经培养出的达到这一点的更大的清醒会被自然带入夜间的梦中。当在梦中培养出清醒并使之得以稳定时，这种清醒会在后来的中阴中显现。当一个人在中阴中有充分的、非二元觉识时，他就获得了解脱。

　　坚持不懈地进行梦修习，其结果就会在生活的各个方面展现。全面修习的结果就是解脱。如果修习没有改变生活体验，那么，尽管不很紧张和烦乱，但人依然感觉不到更放松，那就一定查明一下障并克服之，并应该向上师咨询。如果在道上感觉不到进步，最好增强意愿。当有进步的征兆显现时，要满怀喜悦欢迎它们，让它们强化你的意愿。随着理解和修习，你一定会取得进步。

第四章　睡眠

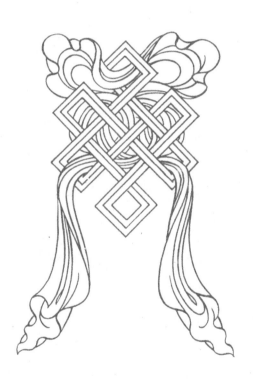

以下的章节与密宗的基本词汇有些相似之处。与有关睡梦瑜伽的早期资料不同的是，有关睡梦瑜伽的这些章节是讲给那些已经是密宗和大圆满修习之人的。

1. 睡眠与熟睡

当意识从感官上消退、意念完全沉迷在散乱之中并在精神映像及各种思想淡出直至消失在黑暗之中时，就会产生正常的睡眠过程。随后，无意识状态一直持续到梦的生起。当梦生起时，"自我感"通过与梦中映像的二元关系得以重构，直到出现下一个无意识的阶段。无意识与梦的转换过程构成了正常的睡眠之夜。

对于我们来说，睡眠是黑暗的，因为在睡眠过程中我们失去了意识。睡眠似乎是没有体验的，因为我们认同了在梦中无法再发挥功能的粗心。我们把失去身份认同的时期称之为"熟睡"。在梦中我们是有意识的，因为游移之心积极活跃，生成了我们认同的一个"梦自我"。然而，在睡眠时，"主我"并未生成。

尽管我们确定睡眠是无意识的，但黑暗及体验的空白并非是睡眠的本质。对我们自己的根本纯意识而言，睡眠并不存在。在没有受到障、梦或杂念侵扰之时，游移之心就融于心本性之中，而不会生成无明睡眠，于是，明净、寂静和大乐生起。当我们培养出安住在那个觉识之中的能力时，我们发现睡眠是发光闪烁的。这种闪烁就是明光，也是我们的真实本性。

正如前几章解释的一样，梦源于业迹。我把光比喻为制作电影时通过胶片进行投射的东西。业迹就是照片，觉识就是照亮照片的光。梦被投射到阿赖耶①上。梦瑜伽培养的是与梦中映像有关的一种清醒。但在睡瑜伽中，既没有胶片也没有投射。睡瑜伽是无映像的。这种修习就是利用觉识直接感知觉识，光只是自己闪烁，是没有任何映像的光。之后，当在明光中获得稳定之后，甚至梦中映像不会分散修行者的专注之后，睡眠中的做梦阶段也会出现在明光中。此时，这些梦就叫做明光梦，它们与净光梦有所区别。在明光梦中，明光不会受到遮蔽。

一旦我们把明光的真正意义概念化或试着去观想之，明光就丧失了自己的真正意义。在明光中，既没有主体也没有客体。如果对主体有所认同就不可能进入明光之中。实际上，没有什么可以"进入"明光。明光是认知明光的基础。既没有"你"也没有"它"。用二元性的语言描述非二元的东西必然会陷入自相矛盾之中。了解明光的唯一方式是直接感知它。

2. 三种睡眠

无明睡眠

无明睡眠（我们称之为"深层睡眠"）是一片黑暗。这种黑暗让人感觉是数千年之久，甚至更长的黑暗。无明睡眠是无明的根本，亦是轮回的本源。不管我们睡了多少个夜晚，是一夜还是三十年或是七十年，我们都不能停止睡觉。我们不停地睡觉，仿佛被它充了电一般。无明是轮回的养分。作为轮回中的众生，当我们融入无明睡眠中时，我们轮回的生命就得到滋

---

① གུན་གཞི། 阿赖耶。梵文音译。收摄处或储藏处。

养。醒来时，我们更加强壮，我们的轮回界被重新激活。这就是"大无明"，因为它深不可测。

我们体验的无明睡眠是一片空或空白，那里既没有自我感也没有意识。想像一个漫长而又令人烦闷的一天，多雨的天气，一顿饱餐及由此引发的既没有明净也没有自我感觉的一觉。我们消失了。心在无明中的显现就是精神倦怠，这种倦怠迫使我们融入无意识之中。

内在的无明是睡眠的主要原因，其显现的所必需的次要原因和条件与身体以及身体的疲倦程度有关。

轮回睡眠

第二种睡眠是轮回睡眠，即：梦睡眠。轮回睡眠被称做"大惑"，因为它似乎无穷无尽。

轮回睡眠就像在一个大城市的中心漫步。在大城市中，各种各样的事情都会发生。人们相互拥抱、斗殴、谈天说地、相互抛弃。那里有饥饿也有财富，人们经营着买卖，也争抢着生意。即有漂亮的地方，也有破旧的场所及令人生畏之地。在任何一座城市都可以发现六界的显现。轮回睡眠就是梦中的城市，是因过去之行为造下的业迹而产生心理活动的无界之域。在无明睡眠中，游移的粗俗之心是静止不动的。与无明睡眠不同的是轮回睡眠需要游移之心及消极情绪的参与。

正是身体引导我们进入无明睡眠之中，而情绪活动是做梦的主要原因，而贪执或嗔恚的行为是次要原因。

明光睡眠

第三种睡眠叫做明光睡眠，可以通过修持睡梦瑜伽实现。明光梦也叫明净梦。当人睡觉时就会出现明光睡眠，但修行者本身既不会迷失在黑暗中也不会在梦中，而是停留在纯觉识中。

在许多经文中，明光被描述成空性与明光的合一。它是纯粹的空觉识，是人之根本。"明"指的是空性、母亲、根基或

115

"基础识"（阿赖耶识）。"光"指的是明光、儿子，本觉或纯内在觉识。明光直接体现了本觉与根本及觉识与空性。

无明可以比做一间你入睡的漆黑房间。觉识就是那间屋里的一盏灯。无论房间黑暗持续了多久，无论是一时还是一百万年，在觉识之灯被点燃的那一刹那间，整个房间就会充满光明。火焰中有一法身佛。你就是那光芒，就是那明光。它既不是你体验的对象，也不是一种精神状态。当黑暗中的光明觉识充满极乐，变得清澈、静止不动、无所依、无明断、无中心或无边缘之时，那就是本觉，即心本性。

在既不贪执也不嗔恚的觉识中考量一种想法时，这个想法就会消散。当这个想法（觉识之对象）消散时，观者或者说主体也会随之消散。从某种意义上来说，当客体消失时，它会融入根本之处；但当主体消散时，它则消散在本觉之中。这个例子有些冒险，因为人们会认为存在着根本和本觉两样东西，这种理解是错误的。根本与本觉就像水与湿度一样是密不可分的。它们被描述为同一事物的两个方面。这会帮助我们加深理解，并帮助我们将教法与出现的主体与客体的二分法联系起来。但事实是从来没有一个可以与客体分开的主体，分开只是一种幻觉。

3. 睡修持与梦修持

梦修持与睡修持的差别与禅定静修中有对象的止修与无对象的止修之间的差别多少有些类似。同样，在密宗修持中，梦瑜伽被用来生成禅修神本尊的圣体（仍属于主客体的范畴之内），而睡瑜伽培养的是神的意念（纯粹的非二元觉识）。从某种意义上说，梦修习在大圆满中属于次要修持，因为它依然需要依靠幻相和各种景象。而在睡瑜伽修持中既没有主体也没有客体，只有非二元本觉。

当修行者刚开始修大圆满法时，通常首先要教给他们用器物进行修持。只有培养出一定的稳定后，才可以开始进行无器物的修持，这是因为我们意识的主要特点与器物有关，与修持者认同的主体对象有关。我们不断地被认定与游移之心的活动有关，因此，在一开始，我们的修持必须提供可以抓住意念的东西。如果有人告诉我们"就要成为空"时，游移之心无法领会其意，因为没有什么东西可以依托。为了认定空，就要创造一个"空"的形象（这不是修持）。但如果我们说要观想某个东西，然后让之消退，这样，游移之心就会感觉舒服，因为有可想的东西。我们运用概念化心智和觉识对象把心引向无器物的觉识上，这是修持的必经之路。

例如，有人告诉我们去想像一下身体的消融，这听起来不错，因为这一景象是可以描绘出来的。身体消散之后有一段时间没有什么可以抓住的东西，这就为准备好的修行者认识本觉提供了一个条件。这就像从数字 10 开始倒数一样，从数字 10、9、8，一直数到零。数字零后没有任何可以获得的东西。零是虚空的一个明点，但不是引导我们抵达那里的动力。倒数到零就像依赖器物进行的修持，它会把我们引向不依赖器物进行的修持的空性。

睡修持实际上是没有任何形式的，因此，业就没有可以让意念专注的东西。修持与修持的目标是一致的：安住在明净与空性不可分离的同一之中，超越感知者与被感知的二元性分割。不分特性，不分上与下、不分内与外、不分顶部与底部，也不分时间或界限。根本就没有任何差别。由于不像梦瑜伽有专注对象可以抓住意念，睡瑜伽的修持被认为比梦瑜伽的修持更难。在梦中变得清醒，意味着梦得到了辨识，即：梦是觉识之对象。在睡瑜伽中，这种辨识不是主体对客体的辨识，而是纯觉识对非二元的辨识，即：明光被觉识辨识。此时，感官意识并没有起作用，因此，依赖于感官体验的意念也没有起作用。明光就像不用眼睛、客体或观察者来观看。

这与死亡时发生的情形相似：人们在中阴的第一阶段自然

中阴①比在随后的中阴阶段明光中阴更难得以解脱。在死亡降临时，在中阴幻相生成之前，有一瞬间是主观体验完全融入根本之中。在那一瞬间，没有主我，就像日常体验终止在梦的消融之中，我们变得了无踪迹。随后梦在睡眠中生成，或者，各种景象在中阴中生成。在它们被感知之时，业倾向的力量会使观察者产生自我体验观察对象的感觉。由于我们身陷二元性之中，因此，如果在熟睡中或在中阴中继续投向来生，我们就会继续在轮回梦中。

如果我们完成了睡修习，我们就可以在原初净中阴阶段获得解脱。如果没有完成睡瑜伽的修持，我们就会遇到随之而来的中阴幻相。在此期间，如果在梦瑜伽修持中我们获得圆满，就很有可能获得解脱。如果我们既没有完成梦瑜伽也没有完成睡瑜伽，那么，我们就会继续在轮回中游荡。

你必须自己决定这些修持中最适合你的修持。大圆满教法一贯强调了解自己、认清自己的能力及未来所遇之障的重要性，要运用这种了解来选择最有利的方法进行修持。也就是说，只有为数极少的人会觉得睡修持比梦修持更容易。所以，我一般建议以梦修持作为开始。如果你的内心仍有贪欲，那么，以梦瑜伽作为开始也是可取的，因为在梦瑜伽中，意念可以专注在梦本身。当培养出本觉的稳定后，睡修习就比较容易完成，因为会有一种不贪取、不成为客体的强烈体验，这是睡瑜伽中所需要的境界。我建议以梦瑜伽作为开始的另一个原因是，对修持者来说在睡眠中获得清醒所需的时间远比在梦中获得清醒所需的时间要长得多。长时间修持而并没有明显的效果会让人气馁，这会成为精神之旅上的障碍。一旦你在任何一种瑜伽中有所体验，继续和强化修持是大有裨益的。

梦瑜伽和睡瑜伽最终会互融的。当全部完成梦修持时，本觉的非二元觉识将会在梦中显现。这会导致生成许多净光梦并最后将所有的梦融入净光之中，这也是睡修持的成果。相反，

---

① ཀ་དག་ 自然中阴，亦称"原初净中阴"，元始清净或本来无垢。

当睡瑜伽的修持取得进展时，梦自然就会变得清醒，净光梦就会自然生成。清醒梦（如前所述）可以用来培养心的灵活性。不论进行哪一种修持，最终的成功都需要认可白天对本觉的净专注，并使之得以稳定。

第五章　睡瑜伽的修持

1. 空行母——赛杰度达玛[①]

《母续》说，空行母是神圣睡眠的保护者和护法神。与其本质（也是修持的本质）联系在一起是很有帮助的。这样，她能对从无意识睡眠到有意识睡眠的转化加以指导和护佑。她叫赛杰度达玛，其意为"超越概念的净化之母"。她是隐匿在正常睡眠黑暗之中的发光体。

在睡修习中，她是无形的，但当我们入睡时，她就被观想为一个发光体（明点）。与梦瑜伽中使用的字符的形式不同，光是可以观想的，因为我们的修持是在能量层面上，完全超越了形式。我们竭力消除内外、自我与他人之间的差异。当观想一个有形之物时，意念很习惯地会想到那个形式而不是其它的东西，而我们必须超越这种二元性。空行母代表着明光。她就是我们处于纯粹状态时的样子：清澈而明耀。在睡修持中我们就变成了她。

当我们与赛杰度达玛建立起关系时，我们就与自己最深层的本性联系在一起了。我们可以通过尽可能地记住她来强化这种联系。白天，可以将她观想成受用身[②]佛相：纯白色，通体发光，十分美丽。她透明的躯体全部由光构成。她右手持钺刀[③]，左手捧着一个骷髅碗。她停留在心脏中央，端坐在白色

---

① སྣས་རྒྱལ་དུ་བདག་མ། 赛杰度达玛，藏文音译，女神名。

② Sambhogakaya，报身，亦称"受用身"或"圆满受用身"。这是佛的一种身体，在获致觉悟后，享受着佛法的乐趣。三身之一。

③ 钺刀，亦称"钩刀"或"金刚斧"。古代的一种兵器，表示如来的吸引力或召摄力。密宗法器之一。

的月轮圆盘之上，下面是一个金色的太阳圆盘，太阳圆盘下有一朵美丽的四瓣蓝色莲花。宛如修上师瑜伽一样，想像你融入她的身体之中，与之成为一体，并渗入你的本质，直到合而为一。

无论你身处何方，她都与你同在，留住在你心中。当你吃东西时，也要给她食物。你喝东西，也要给她喝你喝的东西。你可以与她交谈。如果你身处一个能够倾听的地方，让她与你交谈。这并不意味着要你发疯，而是说能够运用你的想像力。如果你阅读过有关佛法的书籍并倾听过他人谈论过这些话题，那么，想像一下她教给你的教法正是你所熟知的教法。让她提醒你保持专注、断灭无明、慈悲行事、思想丰富并能抑制散乱。你的上师和朋友都不会总是相伴左右，但空行母会形影相随。让她成为与你经常的伙伴和修持的导师吧。你将会发现，这种交流最终会让你感到十分真切。她会体现出你对佛法的理解并将这种理解反馈与你。当你记住她的存在的时候，你所在的房间似乎更加明亮，你的心也会变得更加清晰。她在告诉你，你所体验的明耀与清晰是你实实在在体会到的明光。要训练自己，这样，与她失去联系的感觉和消极情绪的生成甚至都能使你想到她。如此，迷乱和情感之陷阱就会宛如寺庙里标志着修持开始的钟声一样唤起你的觉性。

如果与空行母建立起这种关系听起来过于陌生或奇特，你或许希望将其心理化。你可以把她想成是一个独立的个体或一个符号，你可以利用她或它来引导你的意图和意念。无论是哪一种情况，虔信和坚持都是精神之旅的巨大财富。如果你修本尊，你也可以与你的本尊同修，也可以与任何一位神灵或觉者同修。你修习中的精进而不是形式使你的修持产生影响。但意识到赛杰度达玛与《母续》中的这种修持特别有关也是一件好事。修持者与其形和能量共修的历史非常悠久。与这一传统力量建立联系会极大地支持修习。

异常强大的想像力足以把一个人的一生束缚在轮回的痛苦之中，也足以使与空行母的对话变为现实。修持者按照佛法行事时，经常认为佛法是刻板僵化的，但事实并非如此。佛法是圆通的，心也应该随之变得圆通。你有责任找到运用佛法支持你获得圆满的方法。不要去想明天白天该怎么过或去想与老板的争执或前夜与伴侣的纷争，想办法让代表修持最高境界的美丽的空行母显现益处更多。重要的一点是要培养完成修持所需要的强大意愿，并建立与空行母所代表的你的真实本性之间的强大关系。尽可能经常地向她祈求明光睡眠。每次你这样祈祷，你的意愿都会被强化。

最终，你将会与空行母合而为一，但这并不意味着在密宗修持中你要装成她的样子。这意味着保持在心性之中，每时每刻都在本觉之中。保持在自然状态中，既是最好的前行修持，也是最好的修持。

2. 前行修持

上床睡觉时所带的压力和紧张会与睡觉之人一起进入睡眠之中。因此，如有可能，要把意念带入本觉中。如无可能，就把意念带入体内、中脉和心中。为梦瑜伽修持所推荐的前行修持同样适用于睡瑜伽。要皈依喇嘛、皈依本尊或皈依空行母，或做九个净呼吸或修上师瑜伽。至少要想一些可以促进虔信和修持的善事，例如发发慈悲，这是人人都可以做到的事情。此外，为做明光梦进行祈祷。如果睡前你还要进行其它修持，可以继续进行这些修持。

夜晚点上一支蜡烛或留下一盏小灯会使你在意念中保持一点儿清醒。开着灯睡觉会让人感觉不同，这种不同可以用来帮助保持意识。如果用的是蜡烛，切记要注意采取防火措施。

灯光不仅有助于保持警觉，而且它还代表空行母赛杰度达玛。光的清澈和明亮比色界中任何其它现象都更接近其本质。灯亮着的时候，要想像屋内的光芒就是空行母，她用她的本质包围着你。让外在的光把你和内在的光联系在一起，与原本就是你的明亮联系在一起。把物质世界中对光的体验与修持联系在一起会人有裨益的。当它渐渐地消融在纯觉识中的时候，它给凡俗之心指明了方向，提供了支持。外在光可以成为概念化色界和对无色界非概念的直接体验的一座桥梁。

有时进行另一个前行修持就会持续一夜、三夜，甚至五夜不眠。这种做法会使世俗之心备感疲惫。在传统上，只有在其上师的陪伴下，修持者方可进行这样的修持。在这一无眠阶段之后，当修持者最终睡熟之时，上师会分阶段地将其唤醒并问他：你有意识了吗？你做梦了吗？你进入无明梦中了吗？

如果想尝试这种修持，你就需要与你信赖的、经验丰富的修持者制定一个计划。在无眠之夜后（最好前一夜不睡觉），如有可能，安排进行一次按摩以放松身体开启脉道。然后让那位修行者一夜叫醒你三次，并向你提出上述问题。每次醒来后，进行下面讲解的修持，然后再入睡。有时世俗之心会感到精疲力竭，但亦感到非常平静。此时就更容易在明光中发现自己。

3. 睡修持

与梦修持一样，睡修持的四个部分要在夜晚醒来时段进行。然而，在睡瑜伽中，所有四部分的修习都是相同的。

如梦修持一章所述，呈狮子卧状（男性右侧卧，女性左侧卧）。观想在心脏中心有四十四个蓝色莲花花瓣。中央是空行母赛杰度达玛，观想其本质为明耀、清澈的一个纯光体，一个宛如完美水晶般晶莹剔透的明点。明点本身剔透无色，反射出花瓣的蓝色并变成一个光芒四射的淡蓝色。把你的觉识与发光的明点完全融合，直到你变成一道光芒四射的蓝光。

四个蓝色花瓣的每一个花瓣上都有一个明点，与中间明点合为五明点。前面是代表东方的黄色明点；左侧的是代表北方的绿色明点；后面是代表西方的红色明点；右侧是代表南方的蓝色明点。这些明点代表在其光明本质（色光）中的四位空行母。不要将其形状观想成发光体之外的东西。这四明点就像是空行母赛杰度达玛的随从。要培养你身处空行母的保护之中这样的一种感觉。要尽量实际感受这种爱的存在，直到你觉得安全和放松。

要向空行母祈祷，这样，你就会获得明光睡眠而不是做梦或进行无明睡眠。你的祈愿要强烈而虔诚，要一遍遍反复祈祷。祷告将有助于强化虔信和意愿。不能过分强调强烈的意愿是修持的基础。培养虔信将会帮助你的心专注于一念，力量强大的意愿能够刺穿遮蔽明光光辉的无明之云。

入睡

尽管熟睡的体验是持续的，但还是要把睡眠体验分为五个阶段以利于将觉识带入这一过程。下面表格左边一栏列举了感官及感官对象逐渐的不连贯，直至"幻相的完全消失"，这就意味着感官体验的完全消失。

感官体验止息的过程			
感官体验	明点		
	颜色	方向	位置
A. 幻相	黄色	东	前
B. 幻相减弱	绿色	北	左
C. 幻相衰微	红色	西	后
D. 幻相止息	蓝色	南	右
E. 幻相消失	浅蓝色	中心	中心

通常，身份的认定取决于感官世界。当感官世界在睡眠中消失之时，对意识的支撑垮塌了，结果就"入睡"了，这意味着我们没有了意识。睡瑜伽把支撑意识的明点作为与失去的外部世界的一种联系。在感官体验逐渐消失的同时，修行者要依

次与五个明点建立联系，直至由于外部世界的完全消失，主体融入明光的纯粹的、非二元的光芒之中。从一个明点转向另一个明点，应尽可能平稳，要与持续的、不间断的入睡进程保持一致。

A. 躺在一个合适的位置之后，你要依然保持全面的感官体验。通过眼睛看到一切、听到一切并感觉到你的床等。这就是幻相时刻。感官体验支撑着世俗的自我。要开始把这种支撑转移到明点所代表的纯意识上。第一步要把你的觉识与明点融合在前方，形成一道美丽、温暖的黄色光，在这个光中，概念化心智开始消融。

B. 当闭上双眼时，你与感官世界的联系开始减弱。这是幻相减弱的第二阶段。由于外部支撑的消失，要把觉识转移到左侧的绿色明点上。让身份认定随着感官体验的减弱而开始消融。

C. 当感官体验越来越微弱时，要把觉识转移到红色明点上。睡觉的过程是人所熟悉的：感官弱化、变得模糊，渐渐消失感知。通常，当失去身份认定的外部支撑时，你就会失去自我。但此时，你正在学习无需任何支撑而生存的方法。

D. 当感官体验几乎完全消失之时，要把觉识转移到右侧的蓝色明点上。在这个阶段，所有的感官体验止息。所有的感官都静止了，与外界几乎毫无联系。

E. 最后，当身体完全入睡，与所有的身体感官的联系失去之时，觉识与中心的浅蓝色明点完全融合。此时，如果你获得了成功，明点实际上并不是觉识的对象。你将不会观想到蓝光，也不会根据位置确定体验。相反，你将是明光本身，你会在睡眠过程中停留在那片明光中。

一定要注意这五个阶段并非指的是内在的、精神现象，而是指感官体验的逐渐止息。一般情况下，睡觉之人是无意识地走过这一过程的。因为在这种修持中，这一过程是在觉识中发生的。这一过程的各个步骤不必泾渭分明。随着意识从感官中退出，要让觉识在明点间平稳移动直至出现非二元觉识（中央明点的明光）。如同身体翻转进入睡眠状态一样，你翻转进入了明光。不要依赖主观决定从哪一个明点进入哪一个明点，也不要有意让这一过程发生，要让意愿在体验中展示这一过程。

如果修持中间你完全醒来，就要重新开始。你不必过于拘泥修持的形式。这一进展速度的快慢也无关紧要。因为有些人需要很长时间方能入睡，而有些人则能沾枕即着。两者经历的过程是相同的。一根针几乎瞬间就可以刺穿五只薄丝羽翼，也会有五次刺穿一只羽翼的时候。不要总是分析该是哪一个阶段，也不要一门心思把过程均分为五个阶段。观想只是在初始阶段对觉识提供支撑。一定要理解并且运用修持的真谛，而不要过分纠缠细节。

就我的个人体验而言，我发现，当明点出现在相反方向时，修持也同样有效。因此，你可以先观想前面代表地的黄色明点，然后是右边代表水的蓝色明点，随后是后面象征火的红色明点及左边象征空的绿色明点，最后是象征宇宙的浅蓝色明点。这个顺序和五大元素融入死亡时的顺序相同。你可以试一试来确定哪个顺序最适合你。

像梦修持一样，在夜间最好醒来三次，中间有大约两小时的间隔。一旦获得了经验，你就可以在夜间利用自然醒的时段，而不是规定的那三个清醒阶段。在每个醒来的时段都要重复同样的修持。每次醒来都要检查一下睡眠体验（你刚刚从中醒来）。是否因缺少觉识而进行了无明睡眠呢？是否做了梦而且一直迷失在轮回睡眠之中呢？或者，是否曾在明光中，停留在纯非二元觉识之中呢？

4. 明点

明点有多种不同的定义，每一种定义都符合不同的情境。在进行这种修持时，明点是一个小小的发光体，代表着觉识的独特特质，或者就中央明点的情况而言，它代表着净本觉。尽管觉识终究必须是稳定的，不需要依赖任何客体，但在能力培养出来之前，光还是一个有用的支撑。光明耀、清澈，但仍然在色界①之中，与其它可视之物相比，明点并非实实在在之物。明点的观修就是一座桥，一根拐杖。在可见光退尽、修持者能停留在无映像、虚空、觉识及代表光本质的明耀之前，观修明点是非常有用的。

当在心轮的四个蓝色花瓣上观修明点时，没必要确定精确的结构位置。重要的是要意识到身体中心就在心脏区域。运用觉识和想像力找到正确的位置，这个位置就是实际的体验。

明点的颜色不是随意选定的。颜色影响觉识的特质。彩色的光旨在唤起独特的特质，这些特性要融入修持当中，很像具体的轮、颜色和字符在梦瑜伽中形成演变的过程。当我们从一个明点进入另一个明点的时候（从黄色、绿色、红色到蓝色），我们就会体验到这些不同的特质。在这个过程中，我们自己可以感到这些差异。

这不是我们要转换身份的转换修持。在睡瑜伽中，要彻底放弃身份。在密宗修持中身份是要点所在，但在观修中不是。但意念必须有可以依托的东西，它不需要光来依托，但它必须依托其它的东西。

在我们没有本觉体验之前，很难想像在既没有觉识主体又没有客体的情况下，我们如何保持觉识。在通常情况下，意识需要一个对象，这就意味着意识需要一种形式或一种器物来"支撑"。观想对象或主体身份融入其中的这些修习，将训练修行者在意识获得二元的支撑消失时能够保持意识。这些为我们进行睡眠修习做好了准备，但它们与睡瑜伽本身有所不同。甚至"修持"都是一种支撑。在实际的睡瑜伽中，既没有支撑也没有修持。由于依赖支撑的意念融入阿赖耶识，瑜伽可能完成，也可能失败。

---

① 色界，亦称"色界处"。由清净的物质所构成的世界。三界之一。

5. 进展

在通常情况下，人在沿着熟悉的路线开车时，存在的意识是缺失的。即便每天乘坐持续四十五分钟或一个小时的班车，尽管意识强烈，其实什么也没有看到。驾车者自觉地沉迷在工作、度假的奇思幻想之中，或对账单的担忧及家庭计划之中。

后来，他成了一位修行者并决定在开车回家的途中尽可能地保持专注，把这段时间视为强化意念进行修行的机会。由于因缘的关系做到这一点是很难的。意念在不断地游移。修行者不断地将其带回去感受飞驰的车轮、高速路边草的颜色，但是这只能持续一分钟，而后意念的活动又使专注移开。

禅修也是如此。意念放在一尊佛像上、放在字母ఠ或呼吸上。一分钟后，它又游移了。持续保持半小时的专注可能需要长时间，甚至几年的修持。

在开始梦修持之时，要遵从相同的过程。大多数的梦都是完全散乱的时段，几乎刚刚做完就被忘却了。修习后，清醒的时刻会生起，逐渐增加以延长梦中清醒的时间。即便此时，也会失去清醒，或者下一个梦也不那么清醒。会有进展的，这是毫无疑问的，也是公认的，但是需要努力和强烈的意愿。

睡梦修习常常是缓慢培养的。但如果在修持了很长一段时间后仍然没有进展的话，如专注没有增强、生活中没有发现公认的积极变化，那么，最好还是不要接受这样的现状。要进行净化修持并检验并治愈被隔断的三昧耶[1]，或者调节体内的气与能量。可能还需要进行其他的修持以便除障，这些修习可以成为完成睡梦瑜伽的基础。

修持者宛如一架葡萄藤，哪里有架子就能长到哪里。外部

---

[1] samaya，三昧耶，梵文音译。在密宗中，三昧耶有平等、誓愿、警觉、除垢障之意。

环境对生活质量有极大的影响。因此，尽量身处有利而不是贬损修持的环境和人群之中。读一些有关佛法的书籍、与他人一起进行禅修、参加教法讲座，并与其他修持者交往都会有利于修持。修持者有责任诚实地评估他们的修行及其成果。如果不这样做，很容易耗费了多年时光相信自己的进步但实际上却什么都没有发生。

6. 障

睡瑜伽不仅是一种为睡眠而进行的修持，也是持续保持非二元觉识的修持，它贯穿在醒、睡、禅修和死亡四个阶段中。下面谈到的四大障实际上就是一个被驱赶远离明光而进入二元轮回体验的障。四大障分别是：

1）当被感官或精神现象干扰时，失去了对白天自然净光的专注。

醒后生活中遇到的障是外在的表象。我们会迷失在对感官对象的体验和幻相之中。传来的一个声音就会把我们吸引过去；一股香气袭来，我们就会迷失在白日梦中，想像着新鲜出炉的面包；一阵微风撩拂着披散在脖颈上的头发，我们就失去缺少中心的意识，成为一个体验感觉的主体。如果我们停留在净本觉中，体验就会有所不同。声音响起，但我们会与声音中的寂静相联系，而不会迷失专注。幻相在我们眼前闪过，但我们根植于静寂之中，意念不会游移。克服外在表象之障的方法就是培养在自然净光中的稳定。

自然净光就是白天的净光，与夜晚的净光相同。了解了白天的净光之后，我们也能在睡眠中发现净光。修习的目的就是要把醒后生活的自然净光与睡眠中的净光及三昧净光联系在一起，直到我们能够继续安住在纯本觉中。

2）当受到梦的干扰时，就失去了对睡光明的专注。

阻碍实现睡光明的障就是梦。当梦生成时，我们对它的反应是二元性的，我们把它想像成客体世界中的主体。这个障与第一个障很相似，但它是内在的而不是外在的。我们会说影像遮蔽了净光，但这并不是说梦真的遮蔽了净光，而是说我们偏离了明净后散乱了。因此，在修持的初始阶段，我们祈愿既不要有无明睡眠也不要有有梦睡眠。当培养出足够的稳定性后，梦就不再会使我们散乱，就会有明光梦的结果。

3）当受到杂念的干扰时，失去了对三昧净光（在禅修中）的专注。

三昧净光是禅定净光或觉识净光，是禅修期间的本觉。杂念是三昧净光在修持初期的障。在修持期间在本觉中培养出稳定性后，我们就可以学会把杂念与本觉融合在一起。在那时之前，当杂念生成时，我们抓住它或将其断除，但也偏离了本觉。

不应把要经过多年修持后才能发现禅修净光视为一种暗示。一生中有很多时刻都可以发现自然净光。事实上，随时都可以发现它。关键在于是否有人向你讲过它，而且你能够认可它。

4）当受到中阴阶段的幻相干扰时，就失去了对死亡净光的专注。

死亡净光被中阴幻相所障。当受到死后生成之种种幻相的干扰而散乱，并陷入与之的二元关系时，我们就迷失了本觉的明净。与其它三障一样，如果在净光中足够稳定，这种迷失就不会发生。

中阴无需成为死亡净光的障，杂念无需成为三昧净光的障，梦也无需成为睡净光的障，外在的东西也无需成为自然净光的障。

如果我们被这四大障所蔽，我们就不会超越轮回，只会跌入轮回的陷阱。在完成了睡梦瑜伽修习之后，我们就会知道如何将这些障化成道。

睡修习不仅仅是为了睡眠，而是把所有时刻（醒后、睡时、做梦及中阴）与净光融合在一起的修习。倘若能做到这一点，其结果则是获得解脱。神秘的体验与深刻见解及种种想法、情绪和感知都可在本觉存在的情况下生成。当它们生成时，要让它们自动地自行释放，融入虚空，不留任何业迹。那么，所有的体验都是直接、即时、生动和令人满意的。

7. 辅助修持

以下是对修习的简短描述，其中大部分源自《母续》中的介绍，是重要的睡瑜伽修持的辅助内容。

上师

为了支持睡瑜伽，要有忠于自己真实本性的强烈意愿。要把上师观想在你的头顶并与之建立联系并增加虔信之心。与上师的联系应该非常纯洁，应建立在纯粹的虔信之心上。当你观想上师时，不要仅仅只观想某一形象，要生成强烈的虔信之心，真切地感受到上师的存在。满怀力量和真诚进行祈愿，然后将上师融入光中，这股光射在你头顶并降至你的心中。想像一下上师安住在那里，安住在你的心脏中央，然后入睡。

你与上师的亲近感实际上就是你与自己真实本性的亲近程度。这是上师的支持。

空行母

在心脏处有一朵光芒四射的莲花，该莲花被安放在一个太阳圆盘上，在莲花上端坐着空行母赛杰度达玛。她清澈、透明、光芒四射，宛如一盏明灯。努力去感受她的存在，感受她的慈悲与仁爱。她在保护你、帮助你、引导你。她是你可以全身心依靠的挚友。她是明光的本质，是你修持的目标和圆满的根本。要生成对她的爱、信赖及尊重。她是与圆觉如影相随的明光。专注于她，向她祈愿，然后慢慢入睡。

行为

到一个寂静、渺无人烟的地方。用土将自己的身体掩埋起来。吃一些有助于克服因气造成紊乱的油腻一点儿的食物。然后四处狂跳，把内心的东西全部宣泄出来，把阻碍你或使你散乱的东西全部释放出来。四周无人，因此，如有必要就大肆宣泄吧！让这种宣泄净化你，使你放松。把所有的紧张情绪都释放出来吧。要怀着极大的热情，向你的上师、本尊、空行母和皈依树祈愿。祈愿要强烈，要请求得到明光的体验，然后，在清醒的体验中安睡。

祈愿

如果你没有日明光、禅修和睡觉的体验，就要一遍一遍地祈求获得这样的结果。我们很容易忘记愿望和祈愿的力量。我们认为祈祷必是魔力非凡，是针对我们身外的某种不可思议的力量，但实际并非如此。重要的一点是要强烈地感受祷文中的意图和愿望，而且要全身心地去体会。

起初，当人们互道晚安或早安或互祝睡个好觉的时候，在这些话中或许含有某种力量和某种感觉。现在，它们只是我们机械地说出的习惯用语，几乎没有任何感觉或含义。使用的是同样的词汇，运用的是同样的语调，但它们却毫无力量了。要小心不要进行这样的祷告。要知道祷告是有力量的，但却不在语言中，而在于祷告时你所投入的情感。增强意图，使之变得更为强烈，然后将强烈的意图投入到祷告之中。

融合

进行这个练习可以让你感觉到应如何在修持中保持专注。要以修持光及感知光的人作为开始，但修持的目的是要将二者合而为一。

彻底放松。闭上双眼，从准确观想心脏中央拇指印大小的浅蓝色明点开始。让它慢慢扩大、扩散。看到明点之光固然很好，但更重要的是要感知它。让光从你的心脏处向外散射。当美丽的蓝光闪耀时，它会融化触到的所有东西。融化你所住的房间、房屋、城镇。融化世界的每一个部分，太阳系乃至整个宇宙。意念到哪里，哪里就会消融，无论是地方、人、物、思想、形象还是情感。由欲界①、有色界②和无色界③构成的三界消融了。当外部的一切都融入光中时，让光回到你的身上，让它融化你的身躯。你的身躯变成了蓝光并与周围的蓝光融合。然后，融化你的意念（所有的想法及每一次心理活动）。融化你生活中的一切烦恼，使之与光融合，成为光。此时，既没有内与外，没有你与他，也没有现实的世界或自我。只有心中（此时是漫无边际的空间）的明光，体验仍然会生成，但无论生成的是什么都会自动地消融在蓝光之中。无需努力就让这一切自然发生吧。此时，只有光的存在，然后慢慢地将光融入空中。

在睡觉时你应该停留此处。

扩张与收缩

这是一个熟悉的、但更为正规的修习，旨在支持睡瑜伽。呼气时，观想数以千计的蓝色"ཧཱུྃ"字符从两个鼻孔进入。"ཧཱུྃ"字符源自心脏，顺着脉道上行，随着呼吸从鼻孔呼出。随着它们的不断呼出，向所有空间及所有方向弥散，它们消融所遇到的一切。它们的光芒普照整个宇宙空间。吸气时，"ཧཱུྃ"字符的光芒返回，照亮并消融身体和意念，直至没有了内外之分。观想下去，直到只剩下"ཧཱུྃ"字符的扩散和收缩之光。融入这道光中并安住在非二元的状态中。如可能，做二十一次或更多次的呼吸。白天尽可能经常地进行这个修持。

意念是会骗人的，主要是在认定自己为主体上耍把戏，而后认定所有的其它东西都与主体分离。在本修持中，被视为你

---

① 欲界：为欲望所支配的世界。三界之一。
② 有色界，在欲界之上，三界之一。
③ 无色界，亦称"无色处"。非物质世界。三界之一。

的身外之物都会在呼气中消散。感知者也在吸气时消散。内与外变得闪耀、明亮透彻，相互融合，变得难以辨识。每当意念找到可以逃避散乱的门时，就让觉识带着蓝色的"ཧཱུྃ"字符紧随其后。当意念触及一件东西，就将其融入光中。当意念返回并将自己视为主体时，也要将其消融。最终，固定的感觉能消融这里与那里、主体与客体，及事物与实体的感觉。

一般来说，我们视这种修持为有助于生成明光体验，但一旦为人所知，它对延长体验时间及支持体验的延续性也是极有帮助的。

8. 融合

一旦本觉为人所知，生命的一切将会与之融合。这是修持的功能。生命需要呈现某种形式，如果我们不去塑造它，它将会受到业的支配而显现出我们可能极不喜欢的某种形式。随着修持不断地与生命融合，就会出现许多积极的变化。

明光与三毒①的融合

明光必须与三毒（痴、贪、嗔）融合在一起。

要用睡瑜伽把三毒之一的"痴"与明光相融。

把欲望融入明光与在睡眠中发现明光相似。当我们迷失在睡眠的黑暗中时，我们看不到明光。同样，当我们迷失在欲望中时，我们的真实本性受到遮蔽，但当无明睡眠完全遮蔽一切甚至自我感觉时，欲望在特定情形下会遮蔽本觉。这就使欲望的主体和客体之间产生了巨大的隔离。"需要"本身就是对觉识的一种抑制。这种抑制存留在缺失感中。只要我们没有安住在真实的本性中，我们就会有这种感觉。尽管最纯粹的欲望只

---

① 三毒：痴、贪、嗔，亦称"三病""三火""三惑"或"三不善根"。佛教关于人们思想道德观念中应该彻底戒除的三种卑劣品质。

是渴望对本觉的全面完整的领悟，但由于我们不能直接了解心本性，因此，欲望就会附着在其它事情上。

如果我们直接观察欲望而不是专注欲望的对象，那么，欲望就会消散。如果我们安住在纯觉识中，欲望及欲望的主体和客体都会融入它们的虚空本质之中，并显现出明光。

我们也运用对欲望的满足作为修持的一种手段。在空与净的合一中会有大乐。在西藏肖像画法中，大乐用双身像加以表现。双身像指的是合身的男女神灵。这些形式代表着智慧与方便、空与净、阿赖耶识与本觉的非二元合一。相合之大乐其实存在于表面的二元性的统一之中，包括怀有欲望的主体和渴望得到的客体。在欲望得到满足的瞬间，欲望中止，欲望的主体和渴望得到的客体之间表面的二元性荡然无存。当这种二元性消失之时，阿赖耶识依然存在，但业的习惯力量通常会把我们带入二元性的下一个活动之中，而不是去体验本觉。这样，就使我们的体验中出现了一个空白，几乎是一种无意识的状态。

例如，有男女两性双修的一种修习。通常情况下，人们的快感是一种妙不可言的梦幻般的体验，几乎是无意识的，是欲望得到满足后产生的疲惫和局促不安。但如果我们把这种大乐与觉识融为一体而不沉湎其中，如果我们能保持充分的觉性而不把体验分隔成为观察的主体和被观察的体验，我们就能够利用这种情形发现神圣之物。游移之心会有片刻的偏移并展现出空的根基，要把那一瞬间与觉性融为一体，我们就有了密宗教法中特别提及的空与乐的结合。

通常有很多这样的情形。在这种情形中，我们迷失了自我。这种情形也可以成为我们发现自己真本性的时刻。我们不应仅仅沉迷于极大的欢娱中。在许多小的欢娱中我们也常会迷失，痴迷于快乐感受或令你处于欢娱之物上。与此相反，我们可以训练自己，让欢娱本身提醒我们回到觉性上并将觉性带入现在、带入体内、带入感官之中并克服散乱之心。这是将欲望与明光融合的一种方式。这种方法并不局限于某一特定的体验，可以用于存在主体和客体的二元情境中。当欢娱被用做开启修持之门的时候，欢娱没有消失，我们无需反对欢娱。当主客体融入明光之中时，就可以体验到明与空的结合，那就是大乐。

恨与嗔的方法是相同的。如果我们观察嗔而不是介入其中或认可它并受到它的驱使，那么，着迷于嗔之对象的二元性止息，嗔融入空性之中。如果在空性中保持这种存在，那么主体也会消融。空性中存在的东西就是明光。

"在纯觉识中进行观察"，并不是说让自己成为一个观察嗔的愤怒之人，而是说我们就是本觉，是嗔生成的那个空间。当我们用这种方式进行观察时，嗔就会融入空性之中。它融入的地方就是虚空，那就是清净之地。但觉识仍然存在，那就是光。虚空和觉性与嗔融合在一起，因为嗔再也不能遮蔽明光。如果我们以这种方法审视杂念，如果观者与被观者都消失了，那么，就可以获得某种本觉的体验。

大圆满法并不复杂。大圆满法经文常有这样的话："我如此简单，以至于你不能理解我。我与你近在咫尺，以至于你无法看到我。"从远处观望时，我们失去了对近在咫尺之物的觉识。当我们展望未来的时候，我们失去了觉识。这种情况发生在体验的各个层面。

藏族有这样一种说法："智慧越多，妄念越少。"这说明了一个双向过程。随着修持不断的清净和稳定，杂念对体验的主导作用就会越来越弱。一些人对此忧心忡忡，例如，他们担心如果摒弃了嗔怒，他们就会对世间发生的错事丧失了发言权，仿佛他们需要用嗔怒来激励自己，但事实并非如此。作为修行者，重要的是我们要对我们的世俗生活负责。当坏事发生时，我们必须关注它们。在出了什么差错的时候，我们也要发表自己的看法。但如果并没有看到什么错事，我们也无需去寻找。相反，我们要保持在自性的状态中。如果有了嗔怒，我们就必须解决之；但如果没有嗔怒，我们也没有失去任何重要的东西。

我遇到过很多人，他们自称是大圆满修持者，达到了合一。藏族还有一种说法："当我来到陡峭难行的地方时，我要祈求三宝。当我来到开满鲜花的美丽峡谷时，我要放声歌唱。"一切都顺利之时说我们已经合一了是件易事。而在出现强烈的情感危机的时候，那才是真正的考验。我们是不是大圆满法修持者呢？在大圆满修习中，有一个精准的标准，那就是通过关注自己生活中出现的情境反应来判断我们与修持的融合程度。当我们至爱的一个伙伴离开的时候，那些美妙的有关融合的言辞哪里去了呢？我们体验痛苦，甚至这种痛苦也必须合一。

与时间周期的融合

在传统上，要根据观点、禅修和行为来探讨修持。本节涉及的是"行为"。行为被描述为与各个时间段的外在、内在和秘密的统一有关。

一般说来，在白天奔波中我们消耗了能量，迷失了自我和觉识专注，而在修持的过程中，我们学会利用时间的间歇使自己朝着更为稳定的明光体验前行。

外在的统一：把明光融入日夜循环之中

为了修持，昼夜二十四小时的循环被分为几个时段，这些时段可以用来支持培养纯觉识之明光的延续性。过去，人们遵循着昼夜自然循环确定的时间表，但现在情况不同了。如果你的时间表有所不同（如上夜班），那么，就让教法适应你的情况。尽管白天时间对我们有极大的影响，但我们不必相信太阳的位置决定教法所描述的各种体验。相反，我们要把白天各个时段比喻为内在的过程。《母续》中的四个时段如下：

1）现象消融入根基之中

第一时段被视为日落至入睡之间，即傍晚。在此期间，一切似乎都变得昏暗。感官对象开始模糊不清，感官体验减弱。内在感觉器官至力量也逐渐衰微。《母续》中用流向大海的众多小河进行比喻。外在现象、感觉、世俗的自我、杂念、情感及意识都在睡眠中，在本觉中逐渐消融。

你可以在晚间运用你的想象力去体验这一过程。不要朝黑暗走去，而是要朝着接近你真实本性的更大光明处走去。不要被隔断，而要延展在河流和支流中的体验上，最终流向本觉的完整上。在通常情况下，我们与正在干涸的河流相连，但修持的目的是要与漫溢的大海（根基）相连。万物都朝着浩瀚、平静、光芒四射的明光之海奔去。当夜晚降临之时，要朝着在非二元觉识中的圆满奔去，而不是走入无意识之中。

这是四个时段中的第一时段。

2）觉识达到涅槃

第二时段始于入睡止于清晨醒来（传统上是黎明时分）。要想像这一时段万籁俱寂、悄无声息。经文说，当一切变成黑暗的时候，明光就会生成。这有点儿像在一个黑暗的静修地，走进那里时，你会感到眼前一片漆黑，但很快那里就会充满明光。

在睡觉时要尽量保持专注，要与明光完全融合。在外相、思想和感觉全部融入阿赖耶识时，如果你依然保持专注，就像进入涅槃一样，在这种状态下，一切轮回体验都会终止。这是完全的空，但存有大乐。达到这一点，就达到了乐与空的结合，这就是在黑暗中见到明光。

无须等到睡着才会有明光的体验，在睡前就要尽力安住在明光之中。如果可能，甚至在睡瑜伽观修过程中就保持在本觉之中。

这是第二时段。在这一时段，感觉与意识就像一个有着晴朗天空的曼荼罗。尽可能在那种状态下观修，直到清晨。

3）内觉生成为意识

第三阶段从你自睡眠中醒来一直到意念完全活跃为止。经文说，这一时段从黎明一直持续到太阳升起。要观想这一时段的特点：昏暗的天空中升出第一道微光，这些微光不断延展构成白天的美丽。寂静之中充满着动感的声音、鸟的鸣叫声、车流和人群的声音。在内心深处，睡眠带来的寂静渐行渐远，进入到日常生活的全部安排之中。

教法建议清晨要早起。如有可能，要在心本性当中而不是在世俗之心之中醒来。要观察，但不要把自己视为观察者。这可能在你醒来的最初时刻稍许容易一些，因为概念化心智尚未完全醒来。要培养在纯觉识中醒来的意愿。

4）在清醒状态中均衡二谛

第四阶段从你全身心投入白天的活动开始到夕阳西下为止。这段时间是白天，是繁忙的活动时间，是与他人有关的时间。这段时间完全沉浸在这个世界，沉浸在存在形式、语言、感觉、气味等中。感官异常活跃，完全被客体所占据。尽管如此，你仍然应继续保持在本觉的纯专注之中。

在体验中迷失自己是因你受到世俗世界的困扰。但安住在心本性之中，你会发现既不需要提出问题也无需回答任何问题，也没什么问题需要回答。置于深奥的非二元觉识的状态中就一切满足了。知道这一点可以破除一切疑虑。

这是第四阶段。在这一阶段，世俗谛①与胜义谛②平衡于空与明的结合之中。

内在的统一：把明光融入睡眠循环之中

本节描述的过程与前一节的描述近似。但它不是强调二十四小时的循环，而是更注重在每一次醒与睡（无论是小睡还是整夜睡眠）循环过程中要培养专注的持续性。在睡觉之前，一定要记着我们是有修持机会的。这是一种积极的做法，是我们能为修持和健康做的事情。如果视修持为一种负担，那就最好不要进行，直到培养出了灵感和愉悦之感后再进行为宜。

这一时段的修持又分为四个阶段：

1）睡前

这段时间是从躺下的那一刻起到睡眠来临之时。所有的体验都要融入阿赖耶识中，条条大河归大海。

2）睡后

《母续》把这一阶段比做法身，即：明光。感官的外部世

---

① 世俗谛，亦称"俗谛"。是就世俗的经验的立场来说的真理。

② 胜义谛，亦称"真谛"。指就超越立场来说的真理。

界成为空，而意识依在。

3）醒后

明净依然存在，贪取之意念尚未苏醒。这就像获得圆满的
受用身，不仅空而且充满明光。

4）活动阶段

贪取之心开始活跃之时的那一刻与化身①的显现相似。活
动、杂念及世俗世界都"开始"了，而明光仍然存在。对世界
的体验展现在本觉的非二元性之中。

神秘合一：将明光与中阴融为一体

本修习与把明光与死后的中间状态（中阴）融为一体有
关。死亡的过程与熟睡过程相似。与前章节的修持阶段一样，
本修持也分为四个阶段：

1）消融

在死亡的第一阶段，随着身体要素开始分解，感官体验会
逐渐消失，内部器官的能量被释放出来，各种情感消失，生命
力和意识消退。

2）生成

这是死后中阴的第一阶段：自然中阴。这与入睡时刻极为
相似，通常处于无意识状态。在这一阶段，获得圆满的瑜伽师
可以摒弃所有的二元的身份认同，直接获得解脱进入明光。

3）体验

幻相体验的中阴（光明中阴）生成。这与从睡眠的空白期
进入梦的情况相似。此时，意识以各种形式展现。大多数人都
会认同这是体验的一部分，它构成二元的自我，对看似真实的
客体做出二元性的反应，就像在轮回梦中。在这个中阴阶段，
有所准备的、获得圆满的瑜伽师能够获得解脱。

4）融合

随后就是业力中阴②。有所准备的修持者会把世俗的实相

---

① nirmanakaya，化身。佛所化现的身相。为了救度众生，佛以神通力化现与
众生相似的身相，这是一种方便的身相。佛的三身之一。

② ཤྱིད་པ་བར་དོ། 业力中阴。

与非二元的本觉融为一体。这是对二谛（世俗谛与胜义谛）的再次平衡。如果没有培养出这一能力，人就会与虚幻的世俗自我相同，并将和构成虚幻体验的心理投射二元性地联系在一起，其结果就是在六界之一中转世再生。

这四个时期是死亡过程中的四个阶段。在这些阶段中，我们必须保持警觉以便与明光建立联系。在濒临死亡时，如果可能，要在感官体验开始消融之前安住在本觉中，不要等待进入中阴。例如，当听觉退失而视觉依存时，这是一个信号，要完全专注而不要因其它感官功能而分散专注力。彻底地进入本觉，这是即将到来之时应做的最好准备。

在某个层面上来说，所有的梦瑜伽和睡瑜伽的修持都是为死亡进行准备的。死亡是一个十字路口。每一个亡者都将踏上其中的一条路。会发生什么取决于修持的稳定性，取决于修持者是否能够完全安住在本觉之中。即便是在发生车祸造成的这类突然死亡中，也会有那么一刻他会意识到（尽管很难做到）死亡已经来临。意识到这一点之后，他就必须立刻竭尽全力与心本性融合。

很多人都有过濒临死亡的经历。他们说，在经历死亡之后，对死亡的恐惧感消失殆尽。这是因为他们曾经历过在那个时刻并了解那是怎么回事。当我们想到死亡时刻时，我们并不是在亲身经历那个现实，而是处于对死亡时刻的想像之中。这种想像中包含的恐惧远远超过实际死亡时刻时的恐惧。当恐惧消失时，与修持的融合就变得更加容易。

三个合一：结论

所有这三种情况（二十四小时的一天循环、睡醒循环及死亡过程）都遵循着同一顺序。首先是消散，而后是法身①（空），随后是受用身②（明净），最后是化身（显现）。原则是

---

① Dharmakaya，法身。佛教所说的修行成就究竟果位。佛身之一，三身之一。

② Sambhogakaya，受用身，亦称"报身"或"圆满受用身"。这是佛的一种身体，在获致觉悟后，享受着佛法的乐趣。三身之一。

144

始终保持在非二元的专注之中。与梦瑜伽和睡瑜伽的过程划分一样，过程的划分同样是为了更容易地把我们的觉识带入正在流逝的时刻，给我们一些可以期待的东西，训练我们运用不可避免的体验作为纯专注修持的支撑。

行为与时间的外在过程相关。除非我们割断心的自然状态，否则，它是持续不断的。把所有的体验和修持联系起来吧。要保持觉性。当然，次要环境也有助于修持，这就是引入时间概念作为次要条件的原因。清晨有助于修持，或是在不眠之后的白天，或是我们精疲力竭之时，或是彻底放松之时都同样有利于修持。有很多时刻是有益于融合的，例如，当我们需要上厕所而真的去成之时我们有片刻的如释重负之感，或是有男女情爱的体验，或是当我们被身负重物搞得精疲力竭而把它放下得以喘口气的那一时刻。如果怀有觉识，甚至呼气都是对本觉体验的支持。很多时候我们疲惫不堪，处于半醒半睡的状态。那么，我们要将自己带入始终清醒的状态，然后，唤醒令人感到疲惫和沉睡的东西。当我们与造成疲惫的东西成为一体并入睡时，觉性被障蔽了。但乌云永远遮不住太阳的光芒，只会遮住观察太阳的人。

9. 持续性

因为我们习惯性地认同心的臆造，因此，我们无法在睡眠中发现明光。出于同样的原因，我们醒后的生活是散乱、虚幻和混乱的。我们没有去体验崭新的非二元本觉，而是身陷在奇思幻想和心理投射的体验之中。

然而，觉识是不间断的。甚至在睡眠中，如果有人轻声叫我们的名字，我们都能听到并做出反应。在白天，甚至在非常纷乱的时刻，我们都能感觉到我们的环境。我们不会无感觉地摔倒或者走路撞到墙上。从这个意义上讲，觉性是有的，但觉识虽然不间断，却总是模糊不清，受到遮蔽。当我们在夜晚穿透无明之障时，我们就进入并安住在光芒四射的明光中。如果我们在醒后能穿透游移之心的虚妄和朦胧的奇思幻想，我们同样会发现佛性潜在的纯觉识。我们日常生活的散乱和睡眠时的无意识是同一无明的两个方面。

对修持的唯一限制是我们自己造成的限制。最好不要把修持分为禅修、做梦、睡觉等不同时段。我们必须时时刻刻安住在觉识中，无论睡着还是醒来。只有到那个时刻，才可能时时刻刻进行修持。这并不是说我们要把学到的修持方法都进行一遍。要试一试这些修持方法，竭力去理解它们的精髓和方法，然后发现哪种修持实际上可以促进增长，然后进行修持直到获得在本觉中的稳定。修持的各个组成部分都是临时性的。一旦修持者直接了悟了明光并安住其中，体位、准备工作、观修甚至睡眠就都不再重要了。对明光的体验是通过修持的细枝末节获得的。但是一旦获得明光，就不必再修持。明光会普照的。

第六章　详述

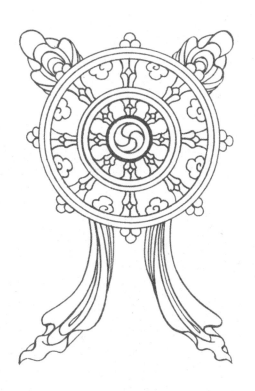

下面是与睡梦瑜伽相关的附加评论，旨在帮助加深对修持的理解。

1. 背景

在密宗和大圆满法中，弟子与上师之间的联系异常重要。弟子必须得到上师的传承和指导，而后，必须培养出在本觉中的某种稳定。没有这种稳定性，就难以理解精神之旅上存在的至关重要的差异。这种差异还只是停留在概念上，心性是超越概念的，没有理论上的理解就很难获得体验。但就修持者而言，没有体验，教法只能成为抽象的哲学或教条。这就像了解医学但无法了解自己的疾病一样，如果有知识而不去用它，它就会变得毫无价值。仅仅想到自己身处本觉之中或仅仅了解明光不会带来任何益处。了解并坚持这种理解绝不仅仅是思考或谈论教法，而是要真真切切地生活在教法言明的体验之中。通过成为本觉，修行者了解到本觉的实质之后，他会发现一个人的真实本性就是智慧。通过这种发现，他发现那个智慧是超越概念化心智的。

不过，对于睡梦瑜伽背景正确、全面的理解会有助于修行者在修持中得到指导，避免错误并随时做好准备去认知修持的成果。只有明确理解之后，修行者才能检查自己的体验是否符合教法，并避免将其它体验错当做本觉。但归根结底，这些体验都要用上师的口头教法来检验，无论上师与弟子之间的见面频繁与否。

2. 心与本觉

当我们认知并安住在自己的真实本性中时，我们就会从无明和痛苦中获得解脱。认知的东西并不是概念化心智，而是根本心，是心性，是本觉。我们必须承担的任务是在修持中对概念化心智和心性的纯觉识加以区别。

概念化心智

概念性心智或游移之心是日常体验中人们比较熟知的，它一直与各种想法、记忆、形象、内心独白、判断、含义、情绪和奇思幻想交织在一起。通常会被认定为"我"或"我的体验"。它的基本活动与存在的二元幻相契合。它把自己视为客体世界中的一个主体，它留住一部分体验而排斥另一部分体验。它是有反应的，有时反应激烈。但是在它极其平静与反应细微之时，例如，在禅修或专修之时，它甚至仍然保持着个体观察其环境的内在状态，继续参与二元性活动。

概念化心智不仅限于语言和思想，语言中有名词动词、主语宾语，它必然从属于二元性。但在我们掌握语言之前，概念化心智就活跃在我们心中。从这个意义上来讲，动物也有概念化心智，婴幼儿和那些天生就不具备语言能力的人亦如此。这是习惯性业力倾向的结果。业力倾向在我们有了自我意识之前，甚至在我们出生前就已存在了。其根本特征是它本能地把体验进行了二元性的划分，以主体和客体或我和非我作为开始。

《母续》将这种心定义为"积极化现心"。这种心是依靠业气之运动而生成并以思想、概念及其它心理活动的形式显现出来的。如果概念化心智完全静止，那么，它就会融入心性之中，只有在活动重塑它时才会再次生成。

游移之心可分为有功德的、无功德的或者中立的。有功德的行为会产生对心性的体验。中立的行为会干扰与心性的联系。而无功德的行为会生成更多的干扰，会导致与心性失去联系。教法对有功德（如慈悲）和无功德行为（如贪欲等）之间的差异进行了详述。然而，最鲜明的差异在于一些行为会导致与心性的更多联系，而一些行为会导致与之失去联系。

受主客体二元性束缚的自我是从游移之心中生成的。所有的痛苦均从此心中生成。概念化心智非常努力，这就是它努力所取得的结果。我们生活在对过去的回忆及对未来的幻想中，断灭了对生命之光明及美丽的直接体验。

非二元觉识：本觉

心的根本实相是纯粹的、非二元觉识（本觉），其精髓是一切存在的精髓。在修持中，绝不能将它与游移之心中最细微、最平静、最广义的状态混淆在一起。心性在尚未被认知时，以游移之心显现，但一旦被直接领悟时，它就是通往解脱之路，也就是解脱本身。

大圆满教法经常运用一面镜子来象征本觉。镜子不加选择、不显偏好也不加评判地反射出世间万物。它反射美与丑、大与小、有功德与无功德。它对能够反射什么东西既没有限制也没有规定。然而，不论镜中映射出什么，镜子都不会受其玷污或影响，也不曾终止反射。

同样，在本觉中可以生成一切体验现象，如：思想、形象、情感、贪取和被贪取之物，所有貌似的主客体及所有的体验。概念化心智本身在本觉中生成并安住其中。生死都发生在心性之中，但是心性却是不生不灭的，与反射物来来往往却不会制造镜子或毁坏镜子。由于我们认同概念化心智，我们就会像镜中的一个反射物一样生活着，对其它反射物做出反应，饱受困惑与痛苦，生生死死无休无止。我们把反射物当做现实，将我们的生命耗费在追逐幻相上。

当概念化心智摆脱了贪取和嗔恚时，它会自动转变成毫无造作的本觉。此时，就不再有对镜中反射物的认同，我们就可以轻而易举地留住体验中生成的一切，享受每一时刻。如果生成恨，镜中就会充满仇恨；如果生成爱，镜中就充满爱意。对镜子本身而言，爱与恨都没有意义。爱与恨同样都是镜子内在反应能力的显现，这被称做镜智。当我们认出心性并有安住其中的能力时，任何情感状态都不会让我们散乱。相反，所有的状态、一切现象，甚至愤怒、妒忌等都会被释放出并进入纯净和明净。安住在本觉之中，我们就连根斩断了业，并从轮回的束缚中得到了解脱。

在本觉中的稳定也会使我们更加容易地实现其它一切的精神抱负。在断灭了贪取和缺失感后就更容易修得功德。当不再我执时就更容易修得慈悲。当不再沉溺于虚幻的、束缚人的身份时就更容易修得转生。

《母续》将心性定义为"本初心"，就像大海一样。而世俗心就像溪流和湖泊。溪流和湖泊也具有大海的特性并要回归大海，但它们只是暂时作为独立的水系存在。游移之心也被比喻为在本初心大海中的泡沫，这些泡沫也会依靠业力之风的力量不断形成和消融，但大海的本质并没有改变。

本觉自觉地从阿赖耶中生起，其活动是无止境的显现。所有的现象在本觉中生起但不会干扰本觉。完全安住在心性中的结果就是佛的三身：法身（无杂念之根本）、受用身（无休止地显现）和化身（毫无欺骗的慈悲活动）。

阿赖耶本觉①与道觉

两种本觉都是从修持的角度来定义的。尽管只是一个概念性的划分，但这会有利于指导。第一个是阿赖耶本觉，是本觉无处不在的根本觉识。凡有心之人（包括佛陀和轮回众生）均有这种觉识，因为所有意念均从这个觉识中生成。

第二个是正在生成的道内觉识，它是对无处不在之觉识的个人体验。称它为"道觉"是因为它指的是瑜伽师们在进行大圆满修法、接受教法、灌顶和传承时对本觉的直接体验，也就

---

① ཀུན་རིག 阿赖耶本觉。

是说，只有在修持者得到道觉的传授后才能在体验中领悟之。

道觉显现的潜能取决于我们的意念是否是从阿赖耶的本初觉识中生成。我们把直接领悟的本初觉识称之为"内觉"，即瑜伽师了解的道觉①。在这种情况下，我们把本初的纯觉识称做本觉。把在道中生成的本觉叫做"自悟"②。本觉就像奶油，道觉就像黄油，在这个意义上，它们都是同种物质，但要进行加工才能制成黄油。这就是生起或道觉，因为我们进入其中而后又离开然后又返回到游移之心中。在我们的体验中它是断断续续的，但本觉却始终存在（本初阿赖耶本觉的确存在，它既不会生成也不会消失），无论我们是否认可它。

3. 阿赖耶

阿赖耶是一切存在、事物及有情众生之意念的根基，是空与明不可分割的统一。空和明也叫做净和光，即与睡瑜伽相同的明光（在大圆满教法中，阿赖耶与显宗唯识派提及的阿赖耶不是同义词。在显宗唯识派中，阿赖耶描述的是中立的、尚未意识到的精神意识。这种精神意识包括各类思想念头和业迹）。

阿赖耶的本质是空性③。它是无限的绝对空间，是实体的空性、固有的存在、概念和界限。它似乎是外在于我们的空界，是客体存在的空界，是意念之空界。阿赖耶没有内外之分，人们也不能说它存在（因为它什么都不是）或不存在（因为它就是现实本身）。它是无限的，既不能被毁灭也不能被创造，既不生也不灭。用来描述它的语言也必定是自相矛盾的，因为阿赖耶超越二元性和概念。任何试图解读它的语言学的建构已在谬误之中，能够指明的恰恰是它无法包括在内的

---

① ཤེས་རིག　道觉。

② རང་རིག　自悟，亦称"自证"。心识自己领略自己或明察自己者，心境近不二或无自境相状之识。

③ sunyata，空性。空之本性，空之真理。

东西。

从个人的层面上来看，明净或阿赖耶识的明光方面就是本觉（纯觉识）。阿赖耶就像一片天空，但又不是天空，因为天空缺少觉识，而阿赖耶就是觉识和空性。这并不表明阿赖耶就是觉识的主体，而是说觉识就是空性。空即是明，明即是空。在阿赖耶中既没有客体也没有主体，既没有二元性也没有差异。

当傍晚日落时，我们会说黑暗来临。这是从观者角度看到的黑暗。空间总是明亮、无处不在的。它不会因日出日落有所改变。黑暗空间或明亮空间是不存在的。黑暗与明亮是对观者而言的。黑暗发生在空间，但不会影响空间。当觉识之灯被点亮时，阿赖耶的空间（根基）也就为我们而闪闪发光，但阿赖耶永远都不是黑暗的。黑暗只是各种障的结果，而我们的觉识则是陷入了无明之心的黑暗中。

心与物质

心和物质的精髓都是阿赖耶。那么，为什么物质没有觉识？为什么有情众生可以获得圆满而物质不能呢？在大圆满教法中，我们用一块水晶和一块煤加以解释，其中水晶代表心，煤代表物质。

当阳光普照时，煤即便沐浴在阳光中也不可能放射光芒。它缺乏这种能力，就像物质缺乏对觉识的内在反射能力一样。但当阳光照射在水晶上时，水晶能够反射出光芒，因为它具有这种内在能力，这也是它的本性。这种能力以多束光的展现而显现出来。同样，有情众生也具有这种内在的觉识能力，他的心可以反射出本初觉识之光，而其潜能或体现在心理投射上或体现在本觉的净光之中。

4. 领悟

显宗[1]教导人们，凡夫俗子是无法通过直观领悟空性的，而是必须依靠推论性的认知。在显宗教派中，无论在历史上还是现在都曾有过众多的探讨，探讨内容涉及如何借用推论性的认知对空性的认知进行推理，但几乎没有关于通过感官来认知心性的内容。在显宗中，只有获得第三道（见道[2]）的瑜伽师才会有瑜伽对空的直接领悟力，而此时，他（她）已不再被视为凡夫俗子了。

大圆满法则有不同的观点。教法告诉我们，不仅心性的空和明能通过感官直接领悟，而且在完成这个精神任务时，运用感官比运用概念化心智更为容易和有效。感官是直观领悟的最直接的大门，在其被概念化心智控制之前，直接领悟更接近纯觉识。一些显宗评论文章对大圆满法进行批评，认为大圆满修持者过于沉湎于甚至普通人都会有的光之幻相中。但这正是大圆满法的关键。我们正在认知的心性就存在于万物生灵之中。

通常，我们依靠自己的才智去领悟，于是，我们便会满足于一些概念。一听到某些话语，如果我们只领悟其中的含义而不曾直接体验那个词所暗含的真正含义，我们就会受到影响。我们没有依靠对概念隐含之真谛的直接领悟，而是去探究以自己希望理解的模式而构建的概念模式，这就更容易迷失在游移之心之中。它把地图错当做领土、把手指的月亮错当做月亮本身。尽管我们能以对真谛印象颇深的描述作为终结，但我们不能以生活在那个真谛中作为结束。

---

① Sutra，显宗，亦称"显教"。以显露的姿态而说的教理是显教；秘密地说的教理是密教。显密教的不同主要在说法的形式方面。其目的都在使人觉悟而成佛。

② 见道，亦称"见谛""间谛道"。修行的阶位。在见道之前，仍是凡夫，在见道之后，则成为圣者。见道之后是修道，这是更进一步修学、修炼的阶位。

通过眼识、耳识、鼻识等可以体验心性。我们通过眼睛来看，但我们的眼睛不是在看。我们用耳朵来倾听，但耳朵也没有在倾听。通过眼识可以以同样的方法来体验心性，但并不是眼识正在体验。

这与一切直观都是相似的。被眼识接受的形式，与概念化心智认为眼识已经看到的形式是不同的。通过眼识直接领悟的形式，比在概念化心智中发生的感觉模式更接近于基本现实。概念化心智是无法直观的，它只通过被投射的精神影像及语言来认知事物，因此，它本身就具有推论性。

例如，眼识看到我们称之为"桌子"的东西。它所看到的不是一张"桌子"，而是对光和色彩的一种生动的感官体验。概念化心智不能直接看到构成眼识体验的原始的、重要的现象。相反，它生成了眼识体验之物的一个心理影像。它宣称正在看着那张桌子，而它所看到的只是那张桌子的心理影像。这是概念化心智与直观差异的重要一点。闭上双眼时，你就无法直接看到那张"桌子"。那组现象也不再是感官直接存在所体验的一部分，但概念化心智仍能够投射出桌子的影像，这与直接体验的现象有所不同。概念化心智无须保持感官的存在，而只存在于自己的杜撰之中。

概念化心智具有模仿直接体验的能力，尽管这种能力对我们人类来说具有不可估量的价值，但它却是大部分障持续存在的原因之一。在直接体验心性的前后，世俗心试图将体验概念化。正如在一开始体验本觉时受到各种形式、想法及与体验现象形成的二元关系所障一样，本觉的概念化也成了一个障。我们此时就会认为，在仅仅体验到与某一概念有关的关系时，我们就了解了心性。

这并不是说直接的感官体验就是心性本身。即便只有粗浅的观察，我们往往试图巧妙地把自己看成是观察的主体。这种体验仍然保持着二元性。但在觉识与感官对象接触的那一瞬间，就产生肉眼看不到的心性。例如，当我们惊讶万分的一瞬间，我们所有的感官是张开的，我们并没有把自己视为体验者或一种体验。在通常情况下，那一瞬间是无意识的，因为我们所认同的游移之心在那一时刻因受惊而静止不动了。但如果我们停留在那一瞬间的觉识之中，就不会有观者或被观者，只有净见。既没有想法也没有心理过程，更不会有部分主体对客体刺激的反应，只有开放的、非二元的觉识，那就是本觉。

5. 认知明空

本觉的非二元的觉识体验美妙异常，它摆脱了轮回心无休止的挣扎。它不是沉闷的平静，而恰恰相反，它是纯净的清醒，是光明，是开放和愉悦的。虚幻的自我及其贪欲与嗔恚造成的不安全感使我们沉湎于以自我为中心的各种追逐中。当我们不再沉溺于这类追求时，世界就会以生机勃勃的原始之美在自然状态的纯净中生成。对于在本觉中能够稳定的修持者来说，一切体验的出现都是心性的一种装饰，而不是问题或幻觉。

但认知本觉与吃药或有某种更高体验不同，它不是用行动或改变自我来发现的某种东西，也不是一种神迷状态、奇特幻相或令人炫目的光。它是我们已经拥有的东西，是我们已经是的自我。一旦对本觉有所期待，你就不可能找到它。期待就是奇思幻想。我们忽略了业已存在的东西。空性会让人有何种期待呢？什么也没有。如有期待，挫折感就会随之而来。

对空性的体验就像对空间的体验。在直接认知空间时，认知本身就是明光，就是本觉。不了解这一点就是无明，即我们的轮回心。空间是一个可用的很好比喻，因为在空间里没有任何参照物。尽管里面一无所有，但它却有自身的价值，在里面可以建塔修房。如果空间足够大，还可以随心所欲地建造任何东西。空间是一个纯潜能。它既无上下，也没有内外，更没有疆界或界限。这些都是我们在空间里概念化出来的所有特性，而非空间本身的特性。对于空间我们无言表述，因此，我们通常用"空无"来描述它。"空无"与"空性"意思相同，尽管它是一切存在之精髓，但却无法认定它，因为它超越了一切特性、属性或言及的其它东西。

无论我们身处何方，也无论我们在做些什么，没有什么比此时的存在更为重要的了。请抬头仰望，空性的精髓就在那里！请向左右、后面和内心深处看，空性的精髓就在那里！本觉（我们自己的心性）了解精髓，它就是精髓。有时，我们对精神体验怀有强烈的渴望，这是件好事，因为我们可以心生慈悲，进行观修、修行布施或进行其它的修持。我们能学到有关道的概念方面的知识，培养某些品德。但本觉是无法学到的。如果不了解我们此时此刻所处的本觉，那么，只有不再寻找它时，我们才会找到它。

在某个层面上，幻觉并不存在，也永远不会产生。万事的根本是纯净的，而且一直如此。这种直接领悟总是可以实现的，但有情众生却有所不知。当我们入道之时，我们努力获得这种领悟。但是努力和想法与精进有关。在某种意义上，努力、思想和精进从某种意义上说不利于本觉的实现。本觉不需要努力，甚至不需要付出，就可以发现的。本觉完全不需要付出努力，它不是幻想出来的而是自然完美的。它是活动发生时的静止，声音响起时的寂静，杂念生起时那个无念的空间。不得不努力是无明之业果。我们努力去领悟以此来偿还习惯性无明之业。但本觉在业之外，它是本觉的觉识，业发生在本觉之中。当我们认知并领悟本觉时，我们就不再认同业心了。

我们所探究的东西比我们的想法、自己的体验更接近我们，因为，明光是一切体验的基础。因此，当我们谈及"明光的体验"时，我们指的是什么意思呢？明光不是实实在在的一种体验，而是一种空间，主观想法、睡眠、梦境以及醒后的体验都发生在这个空间中。我们在本觉的光辉（醒后的本质）中睡觉并做梦，而不是在我们自己的本觉体验中。我们只是从我们有限的视角将它视为我们所具有的一种体验。

当游移之心融入本觉的纯意识中时，我们就会看到始终存在的一束光，我们就会意识到自己的本性。于是，我们就会认定它就是"我们的体验"，是我们通过修习形成的东西。但那是体验生成并认知自己的空间，这是子本觉对母本觉的认知，是纯意识的自我认知。

平衡

在谈及明光时通常总会选用一些积极的词汇，如空性或明净、开放或明耀。尽管这两个方面从来就是不可分割的一体，但为了帮助修习，我们可把它们想成需要平衡的两个特性。

没有觉识的空性就像无明睡眠：它是一个空白，没有体验、没有分别、没有实性等，而且也没有觉性。没有空性的明净就像极度的焦躁不安。在这种状态下，体验的现象都被当做实体（身体和精神上）。这些实体在烦躁的梦的持续作用下影响着我们的觉识。夜晚，这种状态会导致失眠。任何一种极端都不好，我们必须平衡之。这样，我们既不会失去觉识，也不会幻想觉识中生成的一切都是实实在在独立存在的。

差异

本觉从来不会迷失，也永远是本觉。我们人类的根基是本初觉识，它是无处不在、自我存在和空性的。但我们每个人都必须问自己是否直接领悟了本初觉识，是否因为临时意念的游移而变得散乱？每个人都必须做出回答，无人可以告诉我们答案。

当我们陷入内在过程之时，我们并没有处在本觉中，因为本觉是没有过程的。过程是概念化游移之心的一个功能。本觉是不需要努力的。

本觉就像清晨的天空，纯净、宽广、浩瀚无边、清澈、清新、静谧。尽管本觉实际上并不具有任何特质或属性，但是，教法还是建议修持者用这些特质来检验自己的体验。

6. 自我

从古至今，"自我"一词在不同的宗教和哲学中定义各异。苯教、佛教极为强调无我或空性的教法，该教法是一切现象的终极真谛。不理解空性就很难断灭我执的根基并摆脱其束缚。

然而，在解读精神之旅时，我们也解读了自我解脱和自我圆满。可以肯定，我们似乎就是自我。我们可以用争辩来说服他人相信我们并没有自我。但当生命受到威胁或者有些东西被从我们身边带走之时，我们声称并不存在的自我就变得非常恐惧或沮丧。

根据苯教、佛教的说法，世俗的自我的确存在。否则，没有人会造业、会经历苦难和获得解脱了。本我是不存在的。没有本我就意味着不存在随着时间的变化而仍旧固定不变的毫不关联的核心实体。尽管心性不会改变，但是，不要把它与毫不关联的实体（"自我"）混为一谈。"自我"就是"我"的少许不可摧毁的觉识。心性不是个人财产，也不是一个人。它是知觉自身的本性，对于所有有情众生都是一样的。

让我们再次提到镜中反射物这个例子吧。如果我们专注反射物，我们能够说有这样或那样的反射之物，即两种不同的影像。它们变大或变小，显现或消失，我们在镜中追逐它们，仿佛它们是不相关联的实体。它们就像是世俗的自我。然而，反射之物并不是分离的实体，它们是一束光，是在镜中空明里无法触摸的虚幻之物。只有通过将其本身概念化，它们才能作为独立的实体存在。反射之物是镜子本性的一种显现，宛如世俗的自我的一种显现。这种显现生成、安住而后融入本觉存在的虚空与明净之中。

通常情况下，你认同的世俗的自我与产生世俗我的游移的心都是易变、活跃、暂时、无实体、无常、不能固有存在的，就像镜中的反射之物一样。如果你检验它，你就能在自己的生活中看到这些。想像一下填写个人信息表格的情形吧。你填写姓名、性别、年龄、地址、职业、亲属关系及身体状况。你参加对你性格特点和智商进行的测试。你写下自己的目标、梦想、信仰、想法、价值观及你的忧虑。

现在，想像一下所有的这一切都被拿走了。那么，还会剩下什么呢？拿走的再多一点，如你的朋友和家庭、你的国家和衣物。你失去了语言能力和思考能力，失去了记忆和感觉，你的自我又会在哪里呢？在你的身体上吗？如果你失去了四肢，靠着人工心脏和呼吸机生存、大脑受损，失去了心理功能，你该怎么办？在哪一个时刻你会停止成为自我呢？如果你不断地层层剥离自我认定和等级森严的属性，那么，在某一时刻就会一无所有。

你不会是一岁或十岁时的自我，也不会是一小时前的自我。世间万物都在改变。在死亡降临时，似乎永不会改变的自我所遗存的东西也会消失殆尽。当再生时，你或许是一个类型不同的人，身体不同、性别不同、智商不同。这并不是说你不是人类了（显然还是），而是说一切众生都不是固有的、独立的存在。世俗的自我是不可预料的，时刻以虚幻之相存在，宛如一连串的思想无穷尽地在心的明净中生成或像映像在镜中不停地显现。思想作为思想存在，但当我们在静修中审视它们时，它们就融入生成它们的空性之中。世俗的自我亦是如此。当人们深入审视它时，它就只是一个概念，这种概念划归在持续变化的事件那缺乏严谨定义的范畴内。如同思想不断出现一样，我们暂时的身份亦是如此。错误地认知世俗的自我，并把自己看做受到客体包围的主体是二元幻相的基础，也是轮回中无穷无尽苦难赖以存在的根本二分法。

7. 无实质性自我的自相矛盾

如果人的根本是纯净的空觉识，世俗的自我及游移之心又怎么能存在呢？这里有我们都有过的体验为依据的一个实例。我们在做梦时都会展现出一个完整的世界。在这个世界里，我们有各种体验。在梦中，我们自认为是主体，当然也会有其他众生。他们明显地与我们不同，他们有自己的体验，而且似乎与我们看待自我一样的真实。梦中还有一个似是真实的物质世界。地板将我们托起，我们的身体有感知力。我们能吃能喝。

在醒来时，我们意识到那个梦只是我们的心理投射。它在我们心中发生，是我们心理能量形成的。但是我们却迷失其中并对心理生成之影像做出了反应，仿佛它们是真实的、游离我们之外的东西。我们的意念能够形成梦并认同梦中出现的人而排斥他人。我们甚至能够认同与我们在日常生活中完全不同的主体。

作为普通众生，我们会以同样的方式认知世俗的自我（心理投射）。我们与似是真实的客体和实体（心理的进一步投射）有关系。就像我们的意念能够在梦中投射出与我们完全不同的众生一样，本觉也能够显现存在的一切，甚至那些偏离了真实本性的众生。就像我们的意念能够投射出一些人，在梦中他们显然与我们有差异。醒来之时，我们世俗自我的那个梦就会融入纯净的空性与明耀的明光之中。

结束语

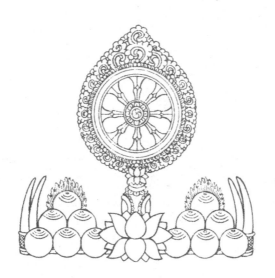

睡梦瑜伽并非藏族普遍的修习。睡梦瑜伽通常不会传授给年轻的修持者，也不会在普通大众中进行教授。但情况已经改变。我现在教授这些东西是因为西方的很多人对梦、做梦及从事梦的研究怀有浓厚的兴趣。通常，这种兴趣是在心理上的。我希望通过讲解这些教法，使梦的研究可以进入一个更深的层面。从心理上研究梦可以使人在轮回中获得更大的愉悦之感，这是件好事。如果以获得圆满为目的，那就需要做更多的事情，这是梦瑜伽尤为重要的一点，也是大圆满法修习的核心。这可以概括为：生活中每时每刻（无论是醒后、做梦还是睡觉时）都要安住在纯净的非二元觉识之中。这是通往大圆满的唯一之路，是所有圆满大师选择的途径，也是睡瑜伽的精髓。

如何才能体验到明光呢？我认为思考这个问题极为重要，因为它与你对待教法的态度有关。一切教法之精髓是同一的。我是指"本觉"，也就是指"明光"。不管你学了多少知识，研读了多少部经文，接受了多少教法，但如果你不领悟这一精髓，你就不会获得这一要点。藏族有种说法："你可能能获得众多教法，而你的头却会因碰触灌顶瓶变得扁平。但如果你不了解其精髓，一切均不会改变。"

当一个人不能直接领悟本觉时，教法也就难于理解。教法似乎指的是一些不可能的东西，因为本觉是超越概念化心智的，也不能用概念化心智领悟之。尝试一下通过概念来掌握本觉，就像试图通过观察阴影来理解太阳的本质一样。有些东西可以学会，但精髓却无人知晓。这就是修习之必要的原因。要超越游移之心，直接领悟本觉。

一些人渐渐因累积的各种教法而感到不堪重负，这是因为对道的错误理解。要继续学习并接受教法，但要进行深刻的领悟，这样，你就能从中获得支撑。一旦你领悟了教法并能运用自如，教法就不再是一种义务责任。它们是获得解脱之路，并使人在解脱之路上感到身心愉悦。如果你只迷恋教法的形式而不能领悟其意图，那么，它们就让人感到是一种负担。有必要学会如何总结教法。不是通过词汇或概念而是要在体验中进行总结。

另一方面，不要让自己深陷修习之中。这是何意呢？如果你坚持修习却没有任何成效，生活中也没有发生积极的改变，那么，这样的修习是徒劳无功的。如果你只是做着动作而没有领悟，那就不要认为自己是在修习。空洞的仪式不会有任何成效。你需要带着领悟来进行修习，要确定精髓所在并知道如何运用之。

佛法的确是灵活的，但这并不是说你应该丢掉传统去建立自己的传统。这些修持是有力和有效的，它们始终都是无数人获得解脱的途径。如果修习无效，要试着去弄清这个修习的目的，咨询你的上师是上乘之举。当你理解了这些修习，你也会发现形式不是问题所在。需要完善的恰恰是申请表格。这个修持适合你，而不是你适合它。要学习形式，领悟其目的，在实践中运用之并获得成效。

在何处最终终止修习呢？在死亡过程中，即中阴状态。死后中阴就像一个大型飞机场，它们是人生旅途的必经之地。中阴是轮回和涅槃的分界线。安住在非二元觉识的能力就是进入涅槃的通行证。如果你在睡眠中从未体验过明光，那就很难在中阴阶段超越轮回。这仿佛就像沉睡遮蔽了明光，朦胧的思绪遮蔽了本觉。如果你能与睡时明光融为一体，那么，你就能与死时明光融为一体。与睡时明光融为一体就像通过了中考，你考得不错，就有可能通过中阴阶段的最后考试。与死时明光融为一体意味着发现佛在心中，你就能直接意识到生成的东西都是无实质的表象。

本觉的出现会从今生持续到来世，因此，现在就要修习它，变成它并要安住其中。这就是道，是明净和无止智慧的持续。所有顿悟成佛的人都已跨越了这个界限进入明光。领悟到这一点，你就会知道该做何种准备。尽量领悟教法的整个内涵：你身处何地，去往何方？然后，你会知道如何和何时运用教法，也会知道结果如何。教法就像一幅地图，它能告诉你该如何走，在何处能找到自己要找的东西。地图一目了然。没有地图，你就会迷路。

要进行祈祷以求能在死亡期间与明光建立联系。要进行祈祷以求在死亡濒临时刻每个人都能与本觉建立起联系。祈祷的力量强大异常。在进行祈祷时，你就会有意愿，你所祈祷的东西都会使你朝着圆满的方向前行。

所有有情众生都体验过平静和愉悦的时刻。明光似乎是一个遥远的目标，要不断地试一试保持对平静与愉悦的积极体验。或许，当你想起上师或空行母时，你会感到愉悦。或者，当亲身享受大自然的美丽时，快乐之感会油然生起。要让做这一切成为一种修习。每天的时时刻刻都要心生感激，心怀赞赏。明光是神秘体验的巅峰，是大乐和大静。因此，要把乐与静作为特性加以保留，作为培养觉识之持久性的支撑。要感觉到体内的这些特质，要在世界中看到它们并希望他人也具有这些特质。通过这种做法，你就可以产生觉识，而同时生成慈悲之心和积极的特性。

持续性是把生活与修习互融的关键。有了觉识和意愿，就可以培养出持续性。有了持续性，你的生活就会有所不同，你就会对你身边的人产生积极的影响。

睡梦瑜伽是认知明光，并在整个一生的时时刻刻（包括醒后、禅修、做梦、睡觉和死亡时）都安住明光的一种方法。从根本上来讲，教法专门用来帮助我们认知本觉、领悟修习之障并克服之，还能帮助我们彻底安住在本觉中。我们可以用同样的方法保持愉悦，在世界的骚乱中寻求安宁，使我们能生活幸福，享受我们人类生存的生动时刻。

大师们曾经写到，他们是经过多年不懈的修习才完成了睡瑜伽的修持。因此，如果第一次没有任何体验或第一百次你还在努力去尝试，一定不要气馁。只要进行尝试就会受益匪浅。把更多的觉识带入生活中的任何东西都是有益的。实现这一目标是一个长期、持久的意愿和修习。不要让自己心灰意冷。要全身心地投入修习。怀有强烈的意愿和愉悦的努力，你一定会发现自己的生活在以积极的方式发生变化，你一定会完成这些修习。

我希望阅读过此书的人能够发现他们对睡眠和梦有一种崭新的认识。这个新认识将有助于改善他们的日常生活，最终引领他们获得圆满。

附录　梦瑜伽修持纲要

四加行

改变业迹

整个白天都要持续地处于觉识之中，始终意识到一切体验都是梦。把遇到的一切事物当做梦中的事物、一切事件当做梦中事件、所有的人当做梦中人。想像自己的身体是一个透明的虚幻之躯。想像整个白天都处于清醒梦中。不要让这些提醒仅仅成为空洞的重复。每当你告诉自己"这是一个梦"时，要真的变得清醒。要让自己的身体及所有的感官更加专注。

消除贪执与嗔恚

把一切引起欲望和贪取的东西体验为梦中虚幻、空洞及明耀的现象。所有情感、评判和偏好都是被幻想出来的。每当你记起你的反应是一个梦时，欲望与贪取就会减弱。你可以确信你做的是对的。

强化意图

睡觉之前，回忆白天的经历并要反思修持的进展情况。让白天的记忆生成，要把这些记忆视为梦的记忆。培养强烈的意愿。在即将来临之夜的梦中保持觉识。要全身心地投入这个祈愿之中。强烈祈求成功。

培养记忆力和精进力

从白天一开始就要有坚持修持的强烈愿望。要回忆夜晚发生的事情。如果你记得或者你在梦中是清醒的，要培养喜悦的心情。让自己重新投入到修持中，修持时要带着这样的祈愿：如果你还没有保持清醒，要变得清醒；如果已有些清醒，要进一步促进清醒。任何时候，不论白天还是夜晚，祈愿修习成功都是好的。

睡前的准备修持

九个净化呼吸
睡觉前要呈禅修坐姿进行这九个净化呼吸修持。

上师瑜伽
修持上师瑜伽。要生出强烈的虔诚心。然后，让你的心与上师的纯觉识合而为一，终极上师就是你的原初本觉，即你的真本性。

护佑
按正确的姿势躺下。男性右侧卧，女性左侧卧。观想空行母簇拥着你、保护着你。用想像力把房间变成一个受到保护的神圣环境。呼吸要轻柔，内心要平静。观察你的心，直至你身心放松，觉识专注，不再沉迷于故事与幻想之中。要有能做生动清晰梦的强烈愿望。在梦中，要认可梦就是梦。

主要修持

把觉识带入中脉中
夜晚第一时段的修持。专注喉轮，专注纯净、半透明的、晶莹的藏文字母ཨ。字母ཨ被支撑它的四瓣红色莲花映成红色。与那红光融合。

增强明净
大约两个小时之后醒来。还是呈狮子卧。练习呼吸修持七次。当你入睡时，专注眉轮上的白色明点。让白光融化一切，直到你与那光融为一体。

增强觉识专注
大约两个小时后再次醒来。倚靠在一个高枕头上，双腿交叉（姿势要轻松舒适）。专注心轮上的黑色字符ཧ。呼吸二十一次。呼吸要深、要饱满、要轻柔。与黑色字符ཧ融合并入睡。

培养无畏精神

两个小时后再次醒来。不需要特别的姿势或呼吸。专注生殖器后面私轮上的黑色发光明点。与黑色光融合的同时入睡。

每次醒来要尽量保持专注并进行修持。早晨或晚上最后一次醒来时要马上保持觉识专注。回忆晚上的过程，产生心愿并在白天继续修持。

此外，白天腾出时间进行静修（止修）修持是有帮助的，有助于静心、专注，这对所有其它的修持有益。

准备修习和主要修习最重要的一点是：整个白天和夜晚尽可能不间断地保持觉识专注，这是梦瑜伽和睡瑜伽的精髓。

词汇表

中阴 （བར་དོ/Antarabhava）

中阴意指"处于中间状态"，指的是任何一种转生状态——生活、禅修、梦境和死亡，但最经常指的是生死之间的中间状态。

苯教 （བོན）

苯教是西藏本土宗教。尽管学者对苯教之起源所持态度各异，但苯教声称自己具有一万七千年不间断的世系传承。与藏传佛教其他教派，特别是宁玛派一样，苯教因其独特的肖像画法、丰富的萨满教传统及可以追溯到辛饶米沃，而不是佛陀释迦牟尼的独立世系而独树一帜。

苯教的九乘内含实际科目的一些教法，如：语法、星相学、医药、征兆、抚慰神灵等，还有关于因明、认识论、玄学、层次不同的密教经文及大圆满完整世系的教法。

轮 （འཁོར་ལོ/Cakra）

梵文中"Cakra"的字面含义为"轮"或"圆圈"，指的是体内的能量中心。轮是几条能量脉道的交会之处。不同的禅修体系要使用不同的轮。

脉道 （རྩ/Nadi）

脉道是体内能量循环体系中的"静脉"。维持和激活生命的微量能量流通过脉道流出。脉道本身是有能量的，但在物质界中却难以发现。然而，通过修习或自然感悟，人们能够从亲身体验中意识到脉道。

断 （གཅོད）

"断"的字面含义为"斩断"或"切断"。"断"也被称做"滥用恐惧"和"培养嫉妒"。它是一种仪式修习，旨在通过

177

慈悲将其所有供奉他人以断灭人对自身和自我的一切贪恋。归根结底，这种修法包括详细回忆各类生灵，还包括不断想像斩断和转化修持者自己的身体和供奉之物。举行断灭仪式中要使用曼妙的吟唱、鼓、铃和号。断灭仪式一般会在令人感到恐怖的地方举行，例如：尸林、墓地及荒无人烟的山口。

空行母（ མཁའ་འགྲོ་མ་/Dakini）

梵文"Dakini"一词在藏文中的对应词是"མཁའ་འགྲོ་མ་"，其字面含义就是"在空中飞行的女性"。"空中"指的是空性，空行母在空性中飞行，即她依据对空性（绝对现实）的彻底领悟来行事。空行母可以是意识到自己本性的普通女性，也可以是非人的女性或女神，或是圆满之心的直接表现形式。空行母也指出生在空行母净界的一类生灵。

法（ ཆོས་/Dharma）

"法"是一个十分宽泛的词汇，有多种含义。在本书中，"法"既是最终源自佛陀的精神教法，也是精神之路本身。法也意味着存在。

法身（ ཆོས་སྐུ/Dharmakaya）

据说，佛有三身：法身、受用身和变化身。"法身"有多种英文译法，指的是佛陀的绝对本性。绝对本性是一切佛所共有的，也被等同为一切存在的绝对性，即空性。法身是非二元的，是概念上的空，也没有任何特质。（参阅受用身和变化身）

大圆满（ རྫོགས་ཆེན）

大圆满在苯教和藏传佛教宁玛派中被视为最高教法和修习。其重要信条是：现实，包括个人，因已尽善尽美而无需转生（如在密宗中）或无需被弃离（如在显宗中），但需要认可其真实状况。最基本的大圆满修习是"自我解脱"，让在体验中生成的一切维持原样，无须通过概念化的意念详细解读，也没有贪欲或嗔恚。

意藏（ དགོངས་གཏེར）

藏族文化中有一种伏藏传统，即：某个年代的大师出于为后代受益的目的将圣物、经文或教义埋藏起来而后又被后代发现。发现伏藏的密宗大师被称为"伏藏师"。在洞穴或墓地这样的地方，在水、木、地或空四大要素中，在梦中，在幻相中或直接从深层的意识中已经或可能获得了伏藏。从意识中获得的伏藏被称做"意藏"。

护法神（ སྲུང་མ་ཆོས་སྐྱོང་/Dharmapala）

护法神是立誓保护佛法（教义）及教法修持者的男女神灵。它们是世间护法或是大圆满者的恐怖化身。密宗修持者一般都会抚慰和依赖与其世系有关的护法神。

虹身（འཇའ་ལུས）

在大圆满法中，获得圆满的标志就是获得虹身。已经顿悟的大圆满修持者不再受到表面的物化性及二元论（如意念和实物）的诱惑。在临终前，他们会释放出构成体内能量的成分。身体没有了，只剩下头发和指甲，修持者有意识地进入死亡状态。

羯磨（ལས/Karma）

羯磨的字面含义就是"业"，但更宽泛的含义指的是因果规律。任何业（身业、语业和意业）都是将来条件成熟之际生出觉识之"果"的种子。积极的业产生积极的果（如幸福）。消极的业产生消极的果（如不幸）。羯磨并不意味着人生是命中注定的，但意味着现在的状况是过去的业生成的。

业迹（བག་ཆགས）

一个人的业（身业、语业和意业），只要怀有企图地修业，甚至带有一点点嗔恚和贪欲，都会在人的主流活动中留下痕迹。积业决定一个人积极或消极体验的每一时刻。

阿赖耶（ཀུན་གཞི）

在苯教中，阿赖耶是一切存在，包括人之存在的基础。它不是瑜伽行派的"alaya vijnana"的同义词，而是更像"阿赖耶识"（详见下一词目）。阿赖耶是空性和清净的结合，也是终极现实的绝对开放的无定性与表象和觉识无休止之显现的结合。阿赖耶是人的根基和基础。

阿赖耶识（ཀུན་གཞི་རྣམ་ཤེས/Alaya vijnana）

阿赖耶识是人的基本觉识。它是一个储存业迹的"收摄室"。从这个"收摄室"可以生成将来要被决定的体验。

喇嘛（བླ་མ/Guru）

喇嘛的字面含义是"至高无上的母亲"。"བླ"指的是精神导师，对学习修习之人来说，他是至关重要的。在藏族传统中，喇嘛被看得比佛陀更为重要，因为只有喇嘛才能给弟子传授教法。在终极层次上，喇嘛是人具有的佛性。在相关层次上，喇嘛是人的老师。

世间（འཇིག་རྟེན）

该词的字面含义是"世界"或"世界体系"。"Loka"一词在梵文中指的是六道轮回，实际上，它指的是更大的世界体系，其中一个体系被六界占据着（参阅六道轮回）。

气（རླུང/Vayu）

"རླུང"是重要的风能，在西方通常以其梵文名字"prana"著称。"气"一词具有十分广泛的含义。在本书中，它指的是身体和仪式依存的重要能量。

无明（མ་རིག་པ/Avidya）

是指缺乏了解、缺乏依据的真理及缺乏阿赖耶。无明分为两大类，常被描述为：天生无明和文化无明。

化身（སྤྲུལ་སྐུ/Nirmanakaya）

化身是法身的"金光明身"。通常指的是佛明显的身体展现。这个词汇也指"肉体"。

本觉（རིག་པ/Vidya）

其字面含义是"觉识"或"通晓"。在大圆满教法中，"本觉"表示对真理的觉识、天生觉识及人的真实本性。

仁波且（རིན་པོ་ཆེ）

仁波且的字面含义是"珍贵之人"，是转世喇嘛的尊称。

三昧耶（དམ་ཚིག/Samaya）

"三昧耶"意为"誓言"或"誓约"。一般来说，修持者所起誓约与密宗修习有关。誓约分为：一般誓约和具体用于某种密宗修习的誓约。

受用身（ལོངས་སྐུ/Sambhogakaya）

受用身是用全光构成的身体，是显密两宗修习中常见的形式。在大圆满修法中，是更常见法身的形象。

轮回（འཁོར་བ）

障碍思维的二元思想生成了苦界。在苦界中，一切都是短暂的，无常的。在苦界中，芸芸众生注定要饱受苦难。轮回包括六种轮回界，但轮回更广义的指的是芸芸众生存在的独特模式。他们因陷入无明和二元论的困惑中而遭受苦难。彻底地从无明和涅槃中完全解脱之时就是轮回终止之日。

辛拉沃噶（གཤེན་ལྷ་འོད་དཀར）

辛拉沃噶是苯教创始人辛饶米沃的受用身。

辛饶米沃（གཤེན་རབ་མི་བོ་ཆེ）

辛饶米沃是佛的变化身，是苯教的创始人。在传统上，认为他生活在一万七千年前。苯教文献中有十五卷有关他的传记。

六道轮回（འགྲོ་བ་རིགས་དྲུག）

六道指的是天道、阿修罗道、人道、畜生道、饿鬼道和地狱道。六道轮回中的生灵注定要遭受苦难。六道是众生生存之界，也是潜在体验中更为广泛的体验及影响的纽带。它们甚至形成并限制我们现今的生活体验。

显宗（མདོ）

此名为密宗根据自己的教判，将与之相区别的佛教诸派别称为"显宗"，即和密宗"秘密之宗"相分别的"显了之宗"。

密续（རྒྱུད）

与经藏一样，密续也是佛陀的教义，但许多密续是由伏藏世系的瑜伽师发现的。密续是以转世之道为依据，包括一些修习，如运用体内能量、意识的转移、梦境和睡梦瑜伽等。有关非二元转世之道的某些密续也可能会包括大圆满的教义。

塔比日擦（ཏ་པི་ཧྲི་ཙ）

尽管被视为历史人物，但塔比日擦在肖像画法上常被画成法身佛陀。他赤裸上身，没有任何佩饰，体现出绝对现实。他是《象雄年居》大圆满世系中的两大大师之一。

三毒（ དུག་གསུམ ）

三毒为：痴、嗔、贪，它们是使人在苦界无法继续生存的三大重要组成部分。

明点（ ཐིག་ལེ /Bindu ）

根据上下文，"明点"一词有多层含义。在梦境和睡梦瑜伽中，明点指的是代表意识质量的一片发光的区域。在禅修中，明点被当做专注点。

本尊（ ཡི་དམ /Devata ）

本尊是体现圆满之心某一方面的禅修神。本尊神可分为平和、增长、强力和恐怖四类。本尊神以这四种形式显现，以克服具体的消极力量。

瑜伽师（ རྣལ་འབྱོར་པ ）

修瑜伽（如睡梦瑜伽）的男性修持者。

瑜伽母（ རྣལ་འབྱོར་མ ）

修瑜伽的女性修持者。

《象雄年居》（ ཞང་ཞུང་སྙན་བརྒྱུད ）

《象雄年居》是苯教大圆满教法中最重要的教法之一，属于教法中的论说系列。

止修（ ཞི་གནས /Samatha ）

"止修"亦称"止"或"安住"。止修修习要心专注于一件内外事物以培养心力集中及精神能力。止修是一项重要的修持，是一切更高禅修发展的基础，也是梦境和睡梦瑜伽所必需的。

图书在版编目（CIP）数据

西藏的睡梦瑜伽/丹增旺杰著；向红笳，姜秀荣译．—2 版．—北京：中国藏学出版社，2020.9（2023.12 重印）

ISBN 978 - 7 - 5211 - 0241 - 3

Ⅰ．西... 　Ⅱ．①丹... ②向... ③姜... 　Ⅲ．①梦 - 瑜伽 - 西藏

Ⅳ．①R214

中国版本图书馆 CIP 数据核字（2020）第 146455 号

版权登记　图字　01 - 2007 - 3544

国际中文简体字版权

THE TIBETAN YOGAS OF DREAM AND SLEEP by Tenzin Wangyal Rinpoche

Copyright©1998 by Tenzin Wangyal

Published by arrangement with Snow Lion Publications

Simplified Chinese translation copyright©2009

by China Tibetology Publishing House

ALL RIGHTS RESERVED

西藏的睡梦瑜伽

丹增旺杰 著　向红笳　姜秀荣 译

责任编辑　季垣垣
封面设计　翟跃飞
出版发行　中国藏学出版社
印　　刷　北京隆昌伟业印刷有限公司
版　　次　2022 年 5 月第 2 版　2023 年 12 月第 2 次印刷
开　　本　640mm×965mm　1/16
印　　张　13
字　　数　180 千
书　　号　ISBN 978 - 7 - 5211 - 0241 - 3
定　　价　38.00 元